잘 살고 싶다면 면역이 답이다

BODY

잘 살고 싶다면 면역이 답이다

HABIT

박용환 지음

강남허준 박용환 원장의
3대 핵심 면역법

면역 습관이 인생을 바꾼다!

LIFE

RISE

| 이 책에서 최대의 효과를 얻는 방법 |

과학이 눈부시게 발전해감에도 불구하고 역설적으로 현대인의 면역력은 상당히 약해졌다. 꽃가루 하나에도 예민하게 반응하며 재채기를 해댄다. 피부에 뭔가가 올라오고 신체 반응이 민감하다. 비염, 갑상샘, 아토피, 당뇨 같은 질환은 면역력에 문제가 생긴 것이라고 익히 알려져 있다. 거기다 루푸스, 베체트, 궤양성 대장염, 강직성 척추염 등 이름도 생소한 자가면역질환이라는 질병들이 수십 가지가 넘게 알려져 공포를 느끼게 한다.

약해진 면역 탓에 암에 대한 방어력도 엄청나게 약해졌다. 암은 이제 더 이상 특정한 사람에게 해당하는 것이 아니라 누구나 걸릴 수 있는 시대다. SF 영화나 공포영화에 나오는 것처럼 세계의 모든 사람이 마스크를 쓰고 있는 모습이 현실화되고 있다.

도대체 우리의 면역에 어떤 일이 벌어진 걸까? 사회적으로 건강관리에 관심이 엄청나게 많아졌고, SNS에서 건강 정보는 식상할 정도로 많이 퍼지는데도 진료실에 있다 보면 도무지 건강한 사람이 없는 듯 느껴진다.

특히 그중에서 면역력이 떨어진 현상이 뚜렷하다. 제법 오랜 기간 의사로서 환자들을 진료한 결과, 면역력이 떨어지고 그에 관계된 질환이 많아지는 이유를 찾을 수 있었다. 한쪽에만 치우친 단편적인 방법으로 면역관리를 한다는 점, 일상생활에서 관리 방법을 찾지 않고 약에 의존한다는 점, 정도를 가기보다는 별난 방법을 찾으러 다닌다는 점이 문제였다. 치료해 보면 면역에 관해서는 종합적으로 관리해야 하며, 때로 한약 같은 면역에 좋은 약도 필요하지만 생활습관도 함께 관리해야 치료가 빨라진다. 면역계 질환에 걸리지 않고 예방하는 것 역시 마찬가지다. 이러한 면에서 도움이 되고자 이 책을 집필했다.

이 책을 읽는 가이드라인

'면역'에 대해서 알아보기 위해 쉽게 접할 수 있는 서양의학적인 정의를 한번 보자.

> 생체의 내부환경이 외부인자인 항원에 대하여 방어하는 현상. 태어날 때부터 지니는 선천면역과 후천적으로 얻어지는 획득면역으로 구분된다. 선천면역 세포로는 마크로파지(macrophage) 대식세포, K 세포(K cell) 다형핵백혈구(polymorphonuclear leukocyte) 등이 있다. 획득면역은 다시 체액성면역(humoral immunity)과 세포성면역(cell-mediated immunity)로 나뉜다. 체액면역은 B림프구, 면역글로불린이라는 당단백질 등이 관여한다. 세포성면역과 관계된 것은 T림프구에 의한 림포카인(lymphokine) 등이다.

림프구 정도는 들어봤음 직하지만, 무엇이 어떤 무슨 작용을 하는 건지는 알기는 어렵다. 면역에 대해 조금 더 쉽게 이해하기 위해 한의학적으로 접근해보자.

> 한의학에는 '기氣'라는 개념이 있다. 기운이 나면 우리 몸에 들어온 외부의 나쁜 것을 스스로 몰아낼 수 있다. 한의학의 치료는 내 몸의 기운을 올려서 스스로 이겨낼 힘을 가지도록 한다는 것이 기본적인 개념이다.

서양의학적인 정의는 다소 어렵지만, 한의학적인 기로 설명하니 이제야 우리가 알고 있는 개념대로 익숙하게 다가온다. 면역을 설명하는 개념 중 '기'라는 용어는 수천 년 동안 지식과 경험이 쌓여 많은 의미가 함축되어 있지만, "기운이 난다"는 표현은 듣기만 해도 머릿속에 팍! 하고 들어온다. 한국인은 일상적으로 사용하는 말이라 상당히 익숙하다.

"면역이 좋다"는 말은 "기운이 좋다"와 거의 비슷한 말이다. 내 몸의 기운을 올려주고 균형을 맞춰주면 면역도 따라서 좋아지기 때문이다. 어렵게 말하는 마크로파지, 림프구 등도 따라서 활발해지고 상태가 좋아진다. 결론적으로 면역에 관해 이야기하자면 '기운을 좋게 해주는 것'이라고 생각하고 신경 쓰면 되겠다.

기운이 좋아지게 하기 위해서는 어떻게 하면 될까? 이 질문이 바로 내가 이 책을 집필하게 된 이유다. 특히 집에서 쉽게 기운을 좋게 만들 방법, 즉 면역이 좋아지게 만들 방법이 있으면 더

욱 좋을 것이다. 병이 나기 전에 미리 예방할 수 있기 때문이다. 아픈 사람들의 치료에 그런 방법들이 보조된다면 더 빨리 나을 수도 있을 것이다.

이런 생각을 담아 많은 사람이 기운을 올려 면역을 좋게 만들기 위해, 이 책에서는 3가지 관점으로 접근해 설명했고 그 구체적인 방법까지 정리했다.

첫 번째는 맑고 풍부한 '혈(血, 피)'이다. 한의학에서는 기와 혈의 관계가 매우 중요하다. 맑고 영양이 풍부한 혈을 왕성한 기운이 온몸으로 퍼뜨리면 안 고쳐질 병이 없다. 둘 사이는 상호 보완적인 관계라 혈이 좋으면 기가 왕성해지고, 기가 좋으면 혈이 순환된다. 일상생활에서는 혈을 깨끗하게 하고 풍부하게 해서 기를 간접적으로 왕성하게 만들면 된다.

혈을 만드는 것은 음식이다. 안 먹어야 할 음식을 구분하고 어떤 것을 먹고 어떻게 먹느냐에 따라서 혈 상태가 많이 달라진다. 그래서 처음에 음식에 관한 사항들을 다루었다. 또 생활에서 어떤 음식으로 면역, 즉 기가 좋아지는지 살펴본다.

음식 자체는 혈을 비롯한 영양을 만드는 재료이고, 장은 음식을 흡수하는 통로다. 그래서 혈을 이야기할 때 장 건강에 관한 이야기를 하는 것은 필수적이다. 또한 장에서 이루어지는 수많은 화학적인 변화들이 우리 면역에 영향을 미친다. 의학적으로 몸의 70~80퍼센트의 면역이 장에서 조절된다는 것이 이 때문이다. 요즘 장이 나빠져서 힘들어하는 사람들이 부쩍 늘었다. 장이 예민하다는 것은 면역도 예민하다는 것과 같다. 그런 이유로 이 책에 장을 건강하게 하는 생활습관을 담았다.

두 번째는 체온이다. 몸 온도는 면역에서 굉장히 중요하다. 체온이 1도만 떨어져도 몸이 받는 충격은 어마어마하다. 반대로 체온 1도가 올라가면 면역도 덩달아 올라간다. 잠 푹 자고 아침식사만 해도 체온이 올라간다는 것을 아는 사람은 의외로 적다. 재밌게도 식사를 며칠 걸러도 체온이 높아질 수 있다. 추울 때 집에서 간단하게 만들 수 있는 핫팩도 알아두면 유용하다. 또한 올바르게 족욕하는 법도 함께 알아보자.

세 번째는 자율신경이다. 자율신경이라는 소재 하나만으로도 대단히 많은 이야기를 할 수 있지만 기, 즉 면역을 좋게 하는 것에 관해서만 이야기하자면 몸의 좌우 균형을 맞출 때 자율신경이 좋아진다. 자율신경은 교감신경과 부교감신경이 균형 있게 조절이 될 때 최대한의 역량을 발휘한다. 자율신경을 조절하는 핵심이 척추에 있고, 한의학에서 볼 때 그 센터가 단전에 존재한다.

척추의 균형을 잡아주는 방법들에 대해서 알아보고 깊은 호흡을 통해서 단전을 강화할 수 있는 법을 살펴보자. 꼭꼭 씹어먹기만 해도 척추가 좋아진다. 쪼그려 앉아 있어도 좋아지고, 나무베개 하나만 있어도 척추와 근육을 올바르게 해 자율신경을 편안하게 할 수 있다. 그 외에 자율신경에 영향을 미치는 생활과 자율신경을 스스로 조절할 방법까지 이 책에 정리했다.

이 책의 가장 핵심 포인트는 바로 이 세 가지, 즉 혈(장), 체온,

자율신경이 서로 긴밀하게 연결이 되어 있다는 점이다. 그러므로 반드시 세 가지를 함께 관리해야 면역이 살아난다.

예를 들어보자. 기, 즉 면역을 좋게 하는 방법들에 관해 흔히 접하게 되는 이야기들은 많다. 그런 이야기를 듣고서 건강을 유지하려는 분 중에 간혹 장을 살리기 위해서만 열심히 하시는 분들이 있다. 나를 찾아온 한 분은 이렇게 말씀하셨다.

"TV를 보니 면역이 좋아지려면 장이 건강해야 할 거 같더라고요. 그래서 유산균을 매일 열심히 먹어요."

틀린 말은 아니다. 하지만 그분은 장 상태도 나쁘지만 근력도 턱없이 부족한 분이었다. 그리고 아주 중요한 사실은 그분이 드신다는 유산균은 잘못된 유산균이었다. 유산균이라 적혀 있는 영양제 중에 유산균보다 설탕이 더 많은 것들이 부지기수다. 이분의 경우 잘못된 유산균으로 장의 상태도 안 좋아졌을 뿐더러, 근력이 부족해서 체온이 상당히 떨어져 있었다. 체온이 떨어지니 손발과 아랫배가 항상 시리다는 느낌을 받는다. 먼저 유산균 복용을 바꾸어주고 근력을 높여주는 한약처방과 함께 운동을 시켰다. 이후 서서히 체온이 올라가 손발이 따뜻해지는 것을 느끼고 변 상태가 좋아지면서 고질적인 관절염이 사라졌다.

또 하나의 예다.

"저는 체온이 높아지면 면역이 높아진다는 말을 들었어요. 그래서 매일 반신욕을 하지요. 그런데 왜 몸이 좋아지지 않는 걸까요?"

이분은 깡마른데다 저혈압 상태에 기가 약한 분이라 반신욕으로 땀을 빼면 오히려 기운이 빠지는 분이다. 오히려 예민한 장을 살리고 틀어진 척추를 바르게 만들어주는 교정이 시급한 분인데도 체온에만 초점을 맞추고 관리를 하려 했다.

자기에게 맞는 기, 즉 면역 관리법을 찾아야 한다. 혈, 체온, 자율신경, 이 세 가지를 동시에 관리해 주어야 한다는 점에 유념해서 생활에서 편리하게 할 수 있는 실천 방법을 찾아야 한다.

혈(장), 체온, 자율신경, 이 세 가지 사이는 어떤 연관관계가 있을까? 혈이 맑아지려면 음식과 음식을 흡수하는 통로인 장이 좋아져야 한다. 체온과 자율신경은 혈에 간접적으로 영향을 미친다. 체온이 떨어지면 영향을 미치고 혈액순환이 안 된다. 체온이 따뜻하게 유지되어야 혈액이 맑아지고 순환이 잘된다. 체온이 기준치보다 떨어지거나 지나치게 높아져 피가 탁하면서 제대로 돌지 못하는 상태를 한의학에서는 어혈이라 부르는데, 쉬운 말로 나쁜 피다.

자율신경이 나빠지면 혈액 속 백혈구 상태가 나빠진다. 자율신경이 나오는 척추의 상태가 장의 상태를 결정짓기도 한다. 척추가 틀어지면 소화기가 나빠진다. 깊은 호흡을 통해서 산소가 몸 구석구석까지 가야 혈 상태가 좋아진다. 체온이 따뜻해지려면 혈이 필수적이다. 또 자율신경은 체온을 조절한다. 혈이 풍부하면 체온이 따뜻해지는 것은 누구나 아는 사실이다. 말초혈액순환이 잘되는 상태가 손발이 따뜻해지는 상태다. 혈이 담기는 공간 중 중요한 곳이 근육이다. 체온 때문에 근력상태를 강조하는데, 근력이 좋아지려면 혈이 많아야 한다. 채울 것이 있어야 공간이 커지기 때문이다.

체온을 조절하는 소프트웨어 중 하나가 자율신경이라고 이해하면 된다. 마치 몸속의 자동 온도 조절기인 것이다. 자율신경계가 안정되어야 체온도 안정된다. 자율신경이 제대로 균형을 맞추려면 스트레스 조절과 함께 음식과 장의 상태가 굉장히 중요하다. 또 체온 상태가 자율신경의 질을 결정하기도 한다. 어떤 음식을 먹는지가 자율신경의 균형에 영향을 미친다. 매운 음식은 교감신경을 흥분시켜 감정을 긴장하게 하고 땀이 나게 하며, 단맛은 부교감신경을 자극해 나른하게 만든다. 장이 나빠지면 자율신경이 예민해진다. 체온조절이 일정하지 않으면 자율신경 장애가 온다. 체온이 일정하게 유지될 때 자율신경의 균형이 맞아진다.

자, 이제 이 부분들이 모두 연결이 되어 있고, 어느 하나만 신경 써서 될 것이 아니라는 것을 이해하길 바란다. 그래서 꼭 이 세 가지 모두를 함께 관리해야 한다는 것을 알면, 이 책을 끝까지 이해하고 제대로 활용해 건강을 지킬 수 있을 것이다.

생활습관에 대해서 구체적으로 적은 이유는 실천하시라는 뜻이다. 병의 대부분은 생활습관 때문에 생긴 것이다. 지금 아픈 곳이 있다면 평소의 생활습관 때문이니 나의 생활을 살피면 원인을 알 수 있다. 그래서 치료할 때는 좋은 한약과 침과 교정 같은 시술 외에 환자분의 생활습관을 체크하고 바로잡아 주는 것이 아주 큰 부분이다. 생활에서 원인이 되어 결과적으로 병이 생겼으면 그 원인을 제거하는 것이 치료의 지름길이다. 그렇지 않다면 약에 의존해서 병원의 의사만 좋게 하는 일이다.

“약을 먹어도 낫지 않아요.”

이 말은 “나는 지금까지 병의 원인인 생활을 고치지 않고 나 스스로의 힘을 키우는 근본치료를 하지 않으면서 약물에 의존하는 방법을 적용하고 살았어요”라는 말과 같다.

책을 읽고 SNS에서 정보를 많이 알아도 소용없다. 실천! 실천만이 답이다. 이 책을 읽었으면 바로 부엌으로 가거나 거실에 앉아 실천해보자! 습관 하나만 바꾸어 딱 한 달만 해보자. 어느 순간 건강에 놀라운 변화가 있을 것이다.

이 책을 읽는 모든 분들의 면역이 좋아지기를 바란다.

2023. 01

박용환

| 차례 |

2장 피를 맑게 하는 생활습관

2부

체온

1장 왜 체온이 중요한가

2장 몸을 따뜻하게 하는 생활습관

3부

자율신경

1장 왜 자율신경이 건강해야 하는가?

2장 자율신경을 관리하는 생활습관

면역이라는 단어는 의사와 일반인이 함께 쓰는 말이지만 그 깊이에 따른 인식의 차이는 아주 큰 것 같다. 한의사, 양의사, 그리고 일반인이 쓰는 단어의 정의(terminology, 전문용어)가 달라서 같은 단어를 사용하면서도 실상은 다른 이야기를 할 때도 있다. 양의학에서는 T림프구, 항체, 항원 같은 이야기들이 주를 이루는 데 비해, 일반인들의 면역은 "아침에 개운하게 일어난다" "감기에 덜 걸린다" 같은 '증상에 대한 표현'이 주를 이룬다.

한의학에서 면역이라는 단어의 정의는 이 두 가지 경계를 오간다. 그중에서 나는 "기가 충만하다"고 할 때의 그 '기'를 면역의 핵심 키워드로 삼는다. 한의학의 핵심 단어인 '기'라는 단어 역시 동양에서 수천 년을 거쳐오면서 온갖 해석이 덧붙여진 탓에 의미가 수백 가지가 되어버렸지만, 의학적인 면에서 '기'를 해석할 때 아마도 양의학과 일반인이 쓰는 면역이라는 단어 양쪽 모두의 정의에 가장 가까운 개념이 아닐까 한다.

이 '기'가 충만한 상태와 더불어서 한의학의 이론 중에서 또 하나의 핵심인 '균형', 즉 밸런스를 맞춘다는 개념이 함께한다면 우리 몸은 이상적인 건강상태에 가까워진다. 한의학에서 말하는 인체 구조물을 구성하는 가장 기본적인 단위는 정과 혈인데, 기가 충만하기 위해서는 이 정혈(精血)이 채워져야 하고 순환이 일어나야 한다. 균형이 조화로우려면 어느 것 하나 모난 것이 없이 자연스러워야 한다.

몸에 대한 공부를 몸으로 체득하고 한의학 학문으로 익히는 숱한 세월과 진료를 하는 임상의사로서 거의 20년 가까이를 지내면서 '충만한 기'와 '균형 잡힌' 몸의 상태가 어떤 것일까에 대해서 정리해 보았다. 아마도 이런 상태가 근래의 의학에서 말하는 면역이 가장 좋은 상태가 아닐까 한다. 예전에는 면역이 모자란 것만 나쁜 것으로 알려져 있었는데, 요즘은 면역이 지나쳐서 도리어 나를 공격하는 자가면역질환들이 많이 알려졌다.

면역이 많다고 좋은 것만은 아니다. 균형을 이루어야 한다. 다만 면역이 충만한 상태에서 균형을 이룬다면 최고로 좋을 것이다. 면역이 넘치면서 조절까지 잘되는 상태를 꿈꾸며 기가 균형을 이루는 상태에 대해서 3가지로 설명해본다.

면역을 살리는 3대 원칙

- 혈을 깨끗하게 하고 잘 순환시키기 위해 장이 건강할 것

- 체온을 따뜻하게 유지하도록 할 것

- 자율신경을 안정되게 하기 위해 스트레스 관리 및 척추를 관리할 것

면역을 살리는 3가지인 혈, 체온, 자율신경을 관리하기 위해

각각의 요소의 핵심에 맞춰 정리했다. 혈은 소화와 식단, 체온은 운동과 숙면, 자율신경은 호흡과 자세와 밀접한 관계가 있다. 또한 여기에 꼭 알아두어야 할 사항과 더불어서 일상생활을 돌아보고 바로 실천 방법을 제시했다. 이 책을 읽어보는 것만으로도 면역에 대한 이론에서부터 내 몸의 면역을 지키는 생활습관까지 모든 것을 알아갈 수 있다.

건강한 습관이 나의 몸을 살리는 법이다. 하나하나씩 습관을 바꾸어 나의 기, 즉 면역을 살려보자.

1부

혈

1장

왜 피가 깨끗해야 하는가?

1. 혈이 깨끗해야 순환이 잘된다

한의학에서는 기와 혈, 두 가지가 몸의 구성 성분 중 가장 핵심이다. 간단하게 말하면 혈은 영양분이고, 기는 영양분을 보내는 힘이다. 보통 혈액순환이라고 하는 것을 한의학에서는 기혈순환이라고 말하는데, 기와 혈이 얼마나 잘 전달이 되느냐까지 포함한다.

한의학에서 혈은 피와 함께 진액까지를 포함하는 개념이다. 진액은 침, 땀 등 우리 몸의 온갖 액체와 그 흐름까지 아우르는 개념이다. 혈에서 가장 중요한 점은 첫째로 깨끗해야 한다는 것, 그리고 둘째로 그 혈이 구석구석 흘러 잘 전달되어야 한다는 것이다. 잘 전달되는 문제는 다시 기가 하는 역할이 포함되기 때문에 나중에 다룰 운동과 체온과도 연관이 있다.

면역을 이루는 요소들은 혈이 깨끗하고 맑아야 좋아진다. 마크로파지, 림프구, T세포 등 어려운 의학전문용어들은 몰라도,

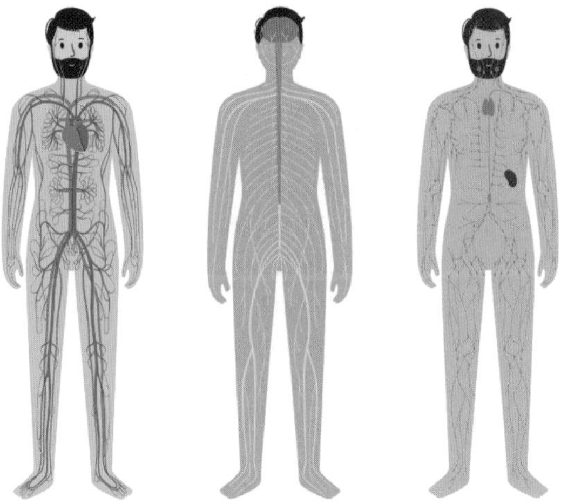

혈은 영양분이고 기는 영양분을 보내는 힘이다. 보통 혈액순환이라고 하는 것이 한의사에게는 기혈순환, 다시 말해서 기와 혈이 얼마나 잘 전달이 되느냐의 의미까지 포함한다.

이 면역체들을 먹여 살리는 것이 바로 혈이다. 이 조직구조체들도 하나의 생명체이기 때문에 당연히 맑고 깨끗하고 풍부한 영양이 공급되어야 한다.

혈을 깨끗하게 하려면 해독이 중요하다. 해독을 위해서 신경써야 할 것이 음식이고 이를 통한 장(위장, 소장, 대장) 상태이다. 그래서 좋은 면역을 위해서는 반드시 식단에 신경 써야 한다. 또 우리가 먹은 음식물이 전환되어 혈을 만들기 때문에 음식이 맑아야 혈이 깨끗해진다.

보통 음식이나 식생활습관에 관심이 있는 분들은 이렇게 물어보시곤 한다.

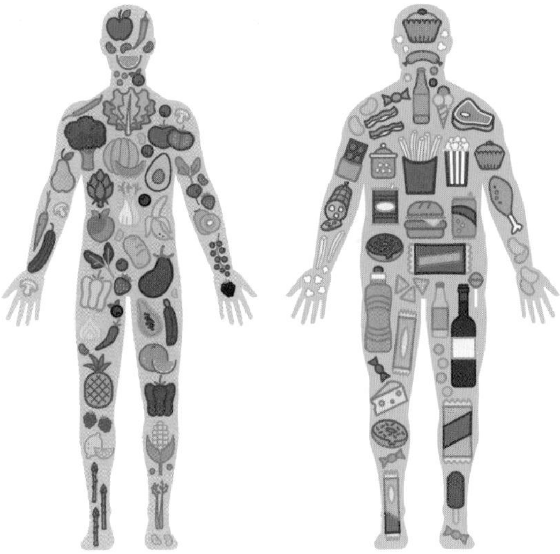

좋은 면역을 위해서는 반드시 식단에 신경 써야 한다. 또 우리가 먹은 음식물이 전환되어 혈을 만들기 때문에 음식이 맑아야 혈이 깨끗해진다.

"원장님, 저 같은 사람은 무엇을 먹어야 하나요?"

먹어서 문제가 생긴 분들조차 다른 먹을 것을 찾아서 효과를 보고 싶어 한다. 의료로 하는 치료와 음식으로 하는 치료가 같은 근원에서 나왔다는 의식동원이라는 개념이라든지, 음식으로 치료하지 못하는 것은 의학으로도 치료를 못 한다는 이야기가 너무 과장되게 퍼져서인지는 알 수 없다. 때로는 음식으로 치료까지 하려는 분들도 만나곤 한다. 일단 병이 생기고 난 다음에 음식만으로 치료까지 하려는 건 욕심이다. 다만 질병이 안 생기기 위해 예방을 위해서는 음식이 가장 중요한 부분인 것은 맞다.

혈은 어디서 생길까? 《동의보감》을 비롯한 한의학 책은 음식으로부터 생긴다고 전한다. 당연한 말이다. 이 말에 다시 질문을

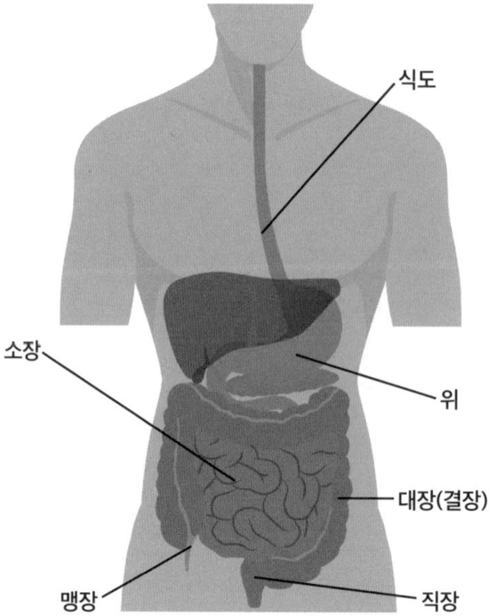

음식물을 흡수해서 혈로 만드는 통로는 무엇인가? 바로 장이다. 위, 소장, 대장을 거쳐서 장을 통해서 흡수하고 혈을 만들고 최종적으로는 찌꺼기를 내 보내는 과정이 있다. 장의 상태가 건강하고 좋아야 한다. 그래서 장을 우리 몸의 뿌리라고 일컫는다.

붙여, 혈이 깨끗하기 위해서는 어떻게 해야 할까? 당연히 음식이 맑아야 한다. 그래서 혈의 상태를 말할 때 첫 번째로 음식 이야기를 하는 건 당연한 일이다.

그다음으로 혈의 전달이다. 맑은 혈은 온몸 구석구석 영향을 미쳐야 한다. 혈을 만들기 위해 음식물을 흡수하는 통로는 바로 장이다. 위, 소장, 대장 등 장은 음식을 흡수하고 최종적으로는 찌꺼기를 내보내는 역할을 한다. 장의 상태가 건강하고 좋아야 한다. 그래서 장을 우리 몸의 뿌리라고 일컫는다.

혈이 맑고 순환이 잘되는 상태가 되기 위한 두 조건으로 음식과 장의 상태에 대해서 먼저 알아보려 한다.

음식물을 흡수해서 혈로 만드는 통로는 무엇인가? 바로 장이다. 위, 소장, 대장을 거쳐서 장을 통해서 흡수하고 혈을 만들고 최종적으로는 찌꺼기를 내보내는 과정이 있다. 장의 상태가 건강하고 좋아야 한다. 그래서 장을 우리 몸의 뿌리라고 일컫는다.

2. 혈을 탁하게 만드는 식단 9

"어떤 음식을 먹어야 혈이 맑아질까?"

아마도 이 질문을 듣게 되면 우선 먹거리를 이것저것 떠올릴 것 같다. 여기서 꼭 기억해야 할 것! 먹을 것을 생각하기 전에 반드시 비워야 한다. 아무리 좋은 것으로 채운다고 해도 비워져 있는 것만큼 맑지는 못하다. 최소한의 것으로 채워져 있는데도 에너지가 잘 발휘된다면 그 상태가 가장 최상일 것이다. 문제는 우리가 항상 필요한 에너지 이상의 양을 먹는다는 데 있다. 거기다 더 큰 문제가 있다. 양이 넘쳐나는 것도 문제인데 질이 나쁜 것이 아주 큰 문제다. 이 두 가지, 음식의 질이 나쁜데다, 그것을 많이 먹기까지 하니 문제가 심각하다.

나쁜 것이 잔에 쌓였을 때 없애는 가장 빠르고 확실한 방법은 잔을 엎어서 안을 비우는 것이다. 그 빈 잔에 좋은 것을 넣는 것이 가장 빠르고 확실하다. 먼저 해독을 통해서 몸을 깨끗이 하자.

그런 후 안 좋은 것을 안 먹는 습관을 실천하는 것이 최우선이다.

자, 다시 질문하자. 어떤 음식을 안 먹어야 혈이 맑아질까? 혈이 맑아지기 위한 대원칙 10가지를 정리했다. 특히 어디가 아프거나 몸이 불편한 분들은 꼭 기억해야 한다. 큰 병일수록 습관에 엄격해야 한다.

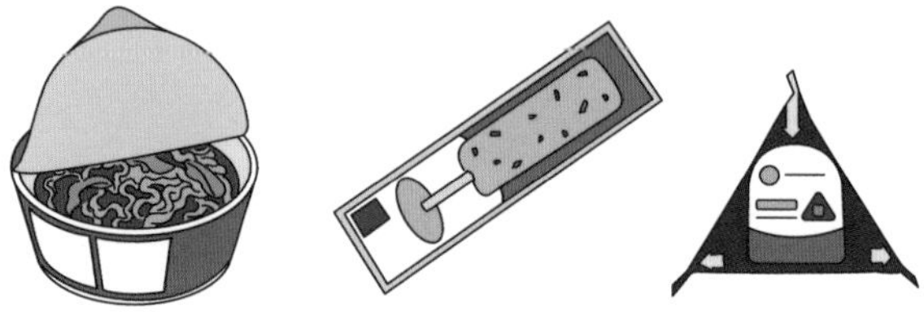

마트에서 파는 것도 사서 바로 뜯어 먹거나 데워 먹을 수 있는 제품은 인스턴트다. 조리과정이 있더라도 라면처럼 대놓고 식품첨가물이 들어 있다면 이것도 마찬가지다. 식품첨가물과 인스턴트는 생각보다 꽤 생활 깊숙이 들어와 있고 우리가 알아차리기 어려울 만큼 진화했다. 먹으면 먹을수록 혈이 혼탁해진다.

1) 식품첨가물과 인스턴트 음식을 멀리한다

지겹도록 들은 이야기일 수 있다. 그리고 바깥에서 외식하는 분들은 어쩔 수 없다고 항변하기도 한다. 현실이 안타깝긴 하지만 맞는 건 맞는 거다. 마트에서 파는 것도 사서 바로 뜯어 먹거나 데워 먹을 수 있는 제품은 인스턴트다. 조리과정이 있더라도 라면처럼 대놓고 식품첨가물이 들어 있다면 이것도 마찬가지다. 수제버거가 늘어나고 있지만 브랜드를 달고 있는 대부분 햄버거가 인스턴트다. 식품첨가물과 인스턴트는 생각보다 꽤 생활 깊숙이 들어와 있고 우리가 알아차리기 어려울 만큼 진화했다. 먹으면 먹을수록 혈이 혼탁해진다.

2) 안 좋게 만든 과자와 빵은 멀리한다

과자는 계속 먹게 하기 위해 미각을 자극하는 식품첨가물이 상당히 많이 들어 있으며, 유탕처리에다 나트륨 함량도 매우 높다. 과자에 들어 있는 식품첨가물이 얼마나 유해한지는 고발 수준의 책들이 많이 나와 있으니 꼭 읽어 보시기 권한다.

사람들이 즐겨 먹는 빵도 생각보다 나쁜 방식으로 만든 게 많다. 제빵 전문가 분에게 건강한 빵을 어떻게 만들지에 대해서 조언을 구하니 돌아오는 대답이 충격이었다. 정통적인 방식으로는 빵을 건강하게 만들 수가 없다는 것이었다. 그래서 자신도 염증으로 인한 살이 많이 쪄서 계속 다이어트 중이라고 했다.

최근에는 정통적인 제빵 과정을 벗어나 재료와 만드는 방식을 달리하여 건강한 느낌의 빵을 만드는 시도가 상당히 많아지긴 했다. 과자도 단순한 곡물이나 견과류만으로 만들고, 당 함유를 최소한으로 해서 만들기도 한다. 자주 먹는 것이 어떤 재료로 어떻게 만들어졌는지를 살펴보면서 먹자.

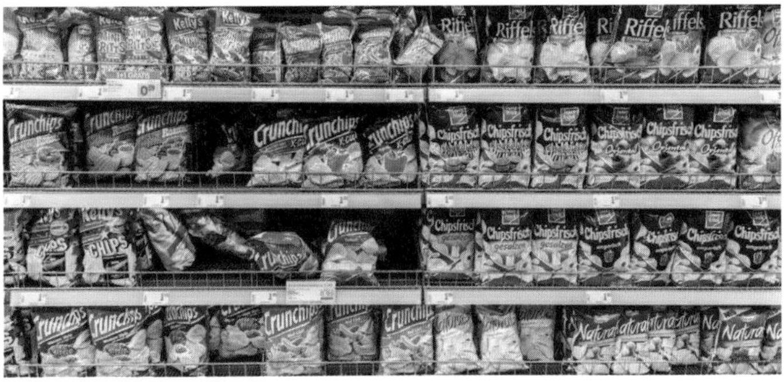

사실 과자는 좋을 것이 별로 없는 먹거리다. 자꾸 사 먹게 하기 위해서 미각을 자극해야 하니 지나친 조미료와 나트륨이 범벅이다.

3) 유제품도 멀리한다

우유를 마시지 말라고 하면 눈이 휘둥그레지는 분들이 있다.

"왜요? 몸에 좋은 거 아니에요? 완전식품이잖아요."

식품 자체의 영양분석상 완전식품은 다른 종류도 많다. 우유 속 성분이라든지 우유가 만들어지는 과정 등에 대해서도 역시 참고해야 할 책이 많다. 그런 책들은 꼭 읽어봐야 한다. 어설프게 알다가는 먹지도 안 먹지도 못하는 상태가 된다.

유제품이 꼭 좋다고만 할 수 없다는 연구들도 많다. 좋은 면과 나쁜 면에 대한 정보를 잘 분석해야 하겠고, 매일 챙겨 먹어야 한다는 강박관념만 벗어나도 좋겠다.

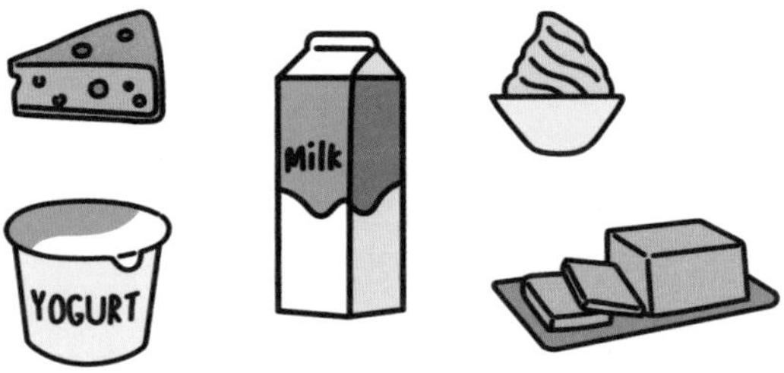

유제품이 알레르기를 일으킨다는 보고도 많다. 특히 아이스크림은 유제품이면서도 차갑게 한 거라, 면역에 두 번 치명타를 날리는 셈이다.

하나만 더 이야기하자면 가끔 "칼슘은 어떻게 보충해요?"라는 질문을 받는데 웬만한 채소 조금이면 500밀리리터 속 우유 안에 들어 있는 칼슘 이상을 섭취할 수 있다. 통계를 보면 의외로 우유를 많이 먹는 나라 사람들이 골다공증이 많다.

유제품 중에 꼭 기억해야 할 것은 두 가지인데, 하나는 요쿠르트, 다른 하나는 아이스크림이다. 많은 사람이 유산균은 요구르트에 많다고 생각한다. 하지만 마트에서 파는 대부분의 요구르트에 유산균보다 설탕이 더 많다. 유산균이 많고 설탕 같은 첨가물이 없다면 경우에 따라서 괜찮을 수도 있다.

그리고 아이스크림은 유제품이면서도 차갑게 한 거라, 면역에 두 번 치명타를 날리는 셈이다. 나중에 체온 편에서 한 번 더 언급하겠지만 면역을 높이려면 찬 음식은 멀리해야 한다.

4) 청량음료는 설탕물이다

건강을 챙기는 많은 사람이 요리를 배우거나 좋은 음식 재료를 살피는 문화가 생겼다. 그런데 여기서 자주 간과하는 것이 있는데, 바로 음료수다. 이 음료수가 혈을 탁하게 만든다.

음료는 맑은 물이나 직접 내려 마시는 차만 마셔야 한다. 마트에서는 물 이외의 마실 것은 전부 다 피하는 게 좋다. 우리가 하루 중 섭취해야 할 설탕 양의 몇 배가 청량음료 한 캔에 들어 있다. 콜라 한 캔엔 각설탕 10개 정도가 들어간다. 비타민 음료들에도 실은 비타민 양은 희박하고 설탕이 엄청나게 들어가 있는 경우가 많다. 콜라, 비타민 음료, 수분보충 음료를 먹고 힘이 난 경험이 있을 것이다. 이건 설탕 때문이다. 순간적인 힘을 내는 데는 설탕만 한 것이 없지만, 장기적으로는 몸에 나쁜 작용을 한다.

야채주스 역시 마찬가지다. 100퍼센트라는 말에 혼동을 일으키면 안 된다. 실제로 직접 야채를 갈아 주스를 만들어 마셔서 단맛을 비교해 보면 금방 알 수 있다. 야채를 갈아서 마시면 웬만한 채소들은 단맛을 내기도 어렵다. 그리고 야채로 직접 주스를 만든 것을 3시간만 지나서 다시 맛을 보길 바란다. 마트에서 산 주스는 며칠을 놔둬도 변하지 않고 있을 것이다. 라벨에 적힌 문구에 천연적인 맛과 인공적인 맛을 혼동하지 말기 바란다. 하나 더 추가하자면 채소는 씹어서 먹는 것이 가장 좋다.

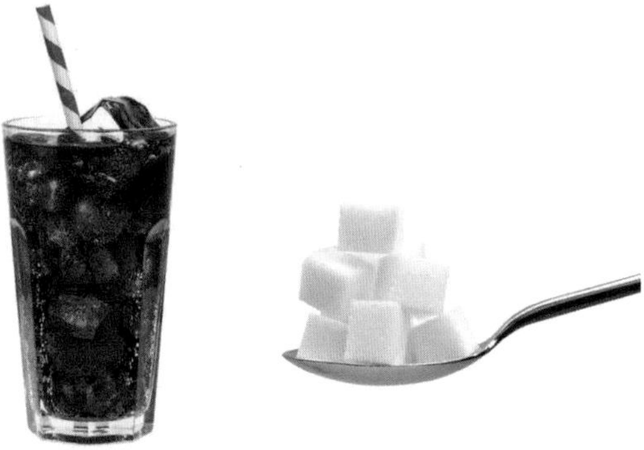

청량음료 한 캔이면 우리가 하루 중 섭취해야 할 설탕 양을 몇 배나 뛰어넘는다.

청량음료를 비롯해 이번 장에서 강조하는 피할 식품 중에서 식품첨가물, 인스턴트, 과자와 밀가루 그리고 다음의 화학주까지 모두 지나친 탄수화물을 경계하는 것이기도 하다. 현대인의 많은 질환이 탄수화물 중독 때문에 생긴다. 단맛을 좋아하는 동물의 특성상 당기는 그 무엇을 부정할 수는 없지만, 입에서 느껴지는 당장의 단맛 때문에 내 몸을 망가지게 할 수는 없다. 특히 질환이 있는 사람들은 명심하길 바란다.

5) 지나친 육식은 금물이다

인류가 고기를 이 정도로 많이 먹게 된 것은 불과 50년 만에 이루어진 식품산업계의 쾌거다. 그 이전에는 가뜩이나 작물 공급이나 먹거리가 부족한데 전쟁까지 이어지니 인류는 굶주림에 익숙해야 했다. 먹거리 생산기술 발전과 더불어서 보관 기술이 급속도로 발달하고 유통까지 완벽해지니, 이제 그동안 굶주린 것을 보상이라도 받으려는 듯 지나치게 먹고 있는 분위기다. 그 중에서 육식의 공급은 정말 어마어마하다. 가끔 고기를 푸짐하게 먹을 때면 수많은 고깃집의 고기들이 어디서 다 오는지 궁금해질 때가 있다.

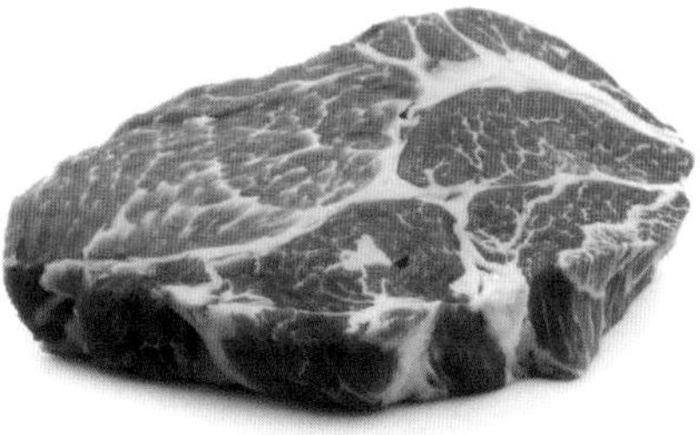

고기를 비롯한 육식은 좋은 단백질과 지방을 섭취한다는 면에서 참 중요하지만, 현대 식생활에서 채식의 비율이 비상식적으로 적어진 부분은 꼭 경계해야 할 부분이다.

TV에서 원시생활을 하는 부족 대상으로 실험하는 다큐멘터리를 본 적 있다. 내용을 요약하자면 한 마리 고기를 사냥하고서 인근 가족과 이웃들과 나눠 먹어보니 하루에 먹을 수 있는 고기의 평균이 대략 60그램 내외가 되더라는 것이다. 사냥해서 잡을 수 있는 고기도 한정적이고 잡은 후 보관이 쉽지 않기 때문이다. 즉 인류의 DNA 속에 간직하고 있는 하루 적정 고기의 양은 평균 하루 100그램 정도면 적당하다. 그 이상을 매일 지나치게 먹는다면 조금씩 문제가 생길 수 있다. 고기를 비롯한 육식은 좋은 단백질과 지방을 섭취한다는 면에서 참 중요하지만, 현대 식생활에서 채식의 비율이 비상식적으로 적어진 부분은 꼭 경계해야 할 부분이다.

오늘 하루 먹은 고기의 양은 몇 그램 정도일까 생각해보자. 참고로 삼겹살집의 1인분은 보통 150그램이다.

6) 담배는 백해무익이다

담뱃값은 인상되고, 많은 단체가 금연 캠페인을 벌이고, 국가에서 금연 치료를 보조해 주고, 담배의 폐해에 대한 무시무시한 경고 방송을 여기저기서 볼 수 있다. 거기다 건물이나 버스정류장이나 지하철역 입구 주변에서 흡연을 하면 벌금을 물어야 한다. 집에 가서도 담배를 피우지 않는 가족들이 그렇게 구박을 한다. 그런데도 아직 담배를 피우는 사람들이 있다는 사실이 신기하다.

담배를 피우는 것은 습관일 뿐이다. 잠깐 정신적인 위안을 받는다는 사람도 있지만 담배의 화학적 작용 때문에 위안을 받는 듯하다가도, 결국 정신적으로 더 큰 스트레스가 찾아온다. 담배를 피우는 것으로 위안을 받을 수 있다면, 때때로 심호흡을 하며 동시에 입에다 무언가를 물면 같은 효과를 얻을 수 있다.

담배의 성분들은 혈을 탁하게 하고 순환을 막는다. 기와 혈에 모두 손상을 입힌다. 담배는 몸에 나쁜 것들의 집합체다. 이로움은 전혀 없는 담배는 당장에 끊어야 한다. 담배를 피우면서 병이 낫고자 하는 건 욕심일 뿐이다.

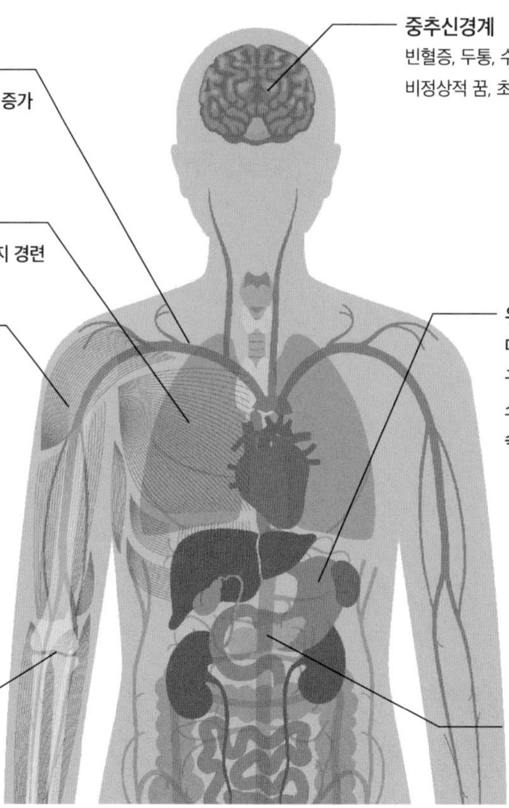

7) 화학주는 피하자

술은 약주라는 말이 있듯이 한의학에서는 약의 개념으로도 많이 사용한다. 곡식과 과일을 정미하고 발효시켜 만든 것이 술이다. 따라서 에너지가 굉장하며 흡수가 빠르니 약으로도 쓴다. 한약 처방 중에서 혈액순환이 빨리 필요한 약이나 나쁜 피로 불리는 어혈을 제거하는 처방들에 수시로 술이 들어간다. 하지만 그런 작용을 하려면 각자의 술에 맞는 잔으로 두 잔 정도까지만 약으로서 작용한다. 지나치면 취하게 되고, 그 뒤부터는 몸에 마이너스 작용을 한다.

그런데 단순한 주정 알코올에 조미료를 탄 술도 허가가 나기 때문에 주의해야 한다. 곡식과 과일의 정수를 모아 만든 것인지, 그것 위주로 발효한 것인지, 또 그것으로 다시 증류한 것인지 등을 따져야 한다. 적당히 마시는 술은 몸을 위해서도 사람들과의 관계를 위해서도 좋지만, 술의 양과 질에 대해서 꼭 따져야 한다. 밥도 생명에 꼭 필요한 것이지만 지나치게 먹으면 탈이 난다. 어떤 먹거리인지 따지듯 술도 가려가며 마시는 지혜가 필요하다.

8) 나쁜 기름을 절제하자

사람의 미각이 참기 어려운 두 가지가 빵처럼 탄수화물을 적당히 태운 것과 기름에 튀기고 구운 음식이라 한다. 이 두 가지 냄새가 코끝에 스쳐 가는 순간 동시에 침이 꿀꺽 삼켜지면서 눈으로는 어디서 나는지 찾기 시작하는 건 누구나 그렇다.

기름은 다이어트를 하는 현대인들에게 오해를 많이 받는다. 사실 사람 몸에 지방이 적당량 없으면 엄청난 문제가 생긴다. 뇌의 활동과 세포를 구성하는 것 모두 지방이 하는 일이다. 다만, 남아도는 탄수화물도 그리고 몸의 노폐물도 지방으로 저장되기에 나쁜 지방을 없애는 노력이 필요할 뿐이다.

좋은 지방, 다시 말해 좋은 기름도 우리 건강에 굉장히 중요한 요소다. 그래서 올리브유, 오메가3 같은 좋은 기름 이야기를 많이 하게 된다. 그런데 이 기름도 지나치면 문제가 생길 수 있다. 좋은 기름도 그런데 나쁜 기름이나 산패된 기름을 써서 요리하면 몸을 구성하는 필수성분인 지방이 나빠지게 된다. 튀긴 음식, 기름을 두르는 요리는 많이 먹지 않도록 절제할 필요가 있다.

살면서 가장 어려운 것 중 하나가 '적당히'인 것 같다. 사람마다 '적당히'가 다르다. 나만의 '적당히'를 찾아보도록 하자.

9) 골고루 먹으면 체질은 관계없다

"원장님 제 체질은 무엇인가요? 그리고 그 체질에 따라 어떤 음식을 먹어야 할까요? 또는 먹지 말아야 할 음식은 있나요?"

아마도 대부분 한의사가 이런 질문을 듣는 순간 막막해지는 기분을 떨칠 수 없을 것 같다. 결론부터 말하면 체질은 치료하기 위해서 구분하는 것이다. 오장육부의 기운이 치우친 것을 표현하기 위한 것이 체질이다. 그런데 체질을 구분한답시고 음식을 가려서 먹게 되면 또 다른 방향으로 기운이 잘못 몰리게 된다. 저울이 기울어져 보완한다고 한쪽에 계속 저울추를 달다 보면 반대로 휙 넘어가는 경우가 많다.

정리하면 음식을 균형 있게 먹는다면 체질은 관계가 없다. 음식을 계속해서 가려 먹으면 어느 순간 내 몸의 기운도 기대와는 다른 방향으로 진행되는 때가 종종 있다.

약초는 기운이 한쪽으로 강하게 몰려 있기 때문에 약으로 쓴다. 그런 성질을 이용하는 것이 사람의 지혜다. 약초는 성질이 치우치니 그 특성이 예민하고 특정 장기나 기관에 작용하게 된다. 그래서 매일 먹을 수는 없고 아플 때 잠깐 먹어서 회복시키는 것을 모아서 약초로 연구한다. 음식은 조금씩 개성 있는 특성은 있지만 평범한 수준이라 매일 먹어도 안전한 것들로 구성되어 있다. 그런데 조금씩 개성 있는 특성들도 한쪽만 몰아서 먹게 되면 힘이 세진다. 매일 매운 것만 먹으면 매운맛이 작용하는 폐에 병이 들게 된다. 간을 좋게 하는 음식만 주야장천 먹어대면 간과 연관된 담과 대장이 지치고 힘들어지다가 곧이어 소화기와 더불어 폐, 심장, 신장계통까지 모두 나빠질 것이다.

자주 먹는 음식은 체질에 따라서 구분해 먹지 말자. 음식까지 기운을 한쪽으로 치우치게 할 필요는 없다. 그건 치료할 때 약초로 충분히 할 수 있다. 음식은 골고루 먹는 것이 최선이다.

사실 체질에 따라서 음식을 가려 먹으라는 것은 정통적인 한의학에는 없는 말이다. 또 그렇다고 체질이라는 말을 유행시킨 이제마의 사상의학(四象醫學)에서 나온 말도 아니다. 이제마는 체질이라는 말을 쓰지도 않았다! 한의학에서 중요하게 여기는 건 "골고루 먹어서 건강하세요"다. 이제마의 사상의학에서 가장 중요하게 여기는 건 성정, 다시 말해서 성격이다. 그래서 먹는 것보다 정신 수양을 더 강조했다. 치료를 할 때 체질에 따라 약초를 가리는 건 한의사가 해야 할 부분이고 평소에는 골고루 먹도록 하자.

참고로 한의학에서 체질을 구분하는 방법은 사상으로 네 가지로 구분하는 것 외에도 수없이 많다. 이제 TV에서 혹은 잡지에서 마치 재미로 보는 혈액형처럼 나누는 체질은 잊어 버리자. 어떤 사람은 의학 공부를 하지 않았다면서도 강의하면서 얼굴만 척 보고 체질을 결정해주기도 하는데, 한의사도 아니고 한의학 책을 제대로 읽지도 않은 사람이 어떻게 그런 판단을 내리는지 의문이 든다. 그런 말들에 현혹되지 말자. 체질이든 습관이든 남에게 하는 말은 책임질 수 있는 말이어야 한다. 그냥 체질을 잊고 사는 게 오히려 현명할 수 있다.

3. 혈을 만드는 좋은 음식을 먹자

"혈은 음식물에서 생긴다."

《동의보감》〈혈〉 편 첫 마디 제목이다. 조문을 조금 더 살펴보면 "소화기에서 음식물의 기를 받아서 붉게 변화시킨 것이 혈이다"라고 했다. 또 혈이 구체적으로 보이는 것이라면 혈이 작용하는 에너지를 영(營)이라고 했으며 혈은 기와 짝이 되어 작용한다고 이어서 이야기한다.

먹는 '밥'에서 혈이 만들어진다. 하루 세끼 먹는 식사가 그래서 중요하다. 음식으로 혈이 만들어지고 거기서 나오는 힘으로 우리가 살아갈 수 있다. 우리나라에서 한국인은 밥심으로 산다는 말이 있는데, 실제로 그렇다.

앞서 살펴본 것처럼 한의학에서 말하는 혈은 정액, 침, 타액, 호르몬 등 굉장히 광범위한 의미가 있는데 그중에서 대표를 하나 꼽으라고 한다면 혈액이다. 혈액을 포함한 정액, 침, 타액, 호르몬 등 체액 성분의 모든 개념을 만드는 재료가 바로 음식이다.

빈혈로 고민하는 여성 환자분이 있었다. 걸을 때 하늘거리는 모습이 연예인처럼 가냘팠는데, 평소 생활 중에 어지럼증을 호소했다. 식습관을 물어보니 다이어트를 해야 한다며 밥은 극단적으로 먹질 않는다고 했다.

"먹으면 살쪄요. 빈혈은 철분제 먹으면 되죠?"

이분은 밥만 제대로 먹어도 괜찮아질 텐데 하는 걱정 반 아쉬움 반의 느낌이 남았다.

현대인의 병 중에서 혈 부족으로 말미암은 병이 제법 많은 편이다. 아침식사를 제대로 챙겨 먹지 않으면 혈 부족증이 생긴다. 그러고 점심을 대충 때우고 저녁을 폭식한다든지, 술로 마무리한다면 마찬가지로 혈 부족에 시달린다.

혈이 깨끗해야 한다는 건 여러 매체에서 강조하는 데 비해 혈이 부족해서 걸리는 질환에 대해서는 말을 안 하는 경향이 있다. 먹을 것이 넘쳐나는데 왜 부족하냐는 의견이 있을 수 있지만 밥을 자꾸 등한시해서 그렇다. 밥을 제대로 먹고 나서 충분한 혈을 보충한 후 혈을 맑게 만드는 것이 순서다. 일단 재료부터 충분히 내 몸에 있는지 살펴보자.

4. 채식은 혈을 맑게 한다

영양은 거대영양소와 미량영양소로 나뉜다. 거대영양소는 탄수화물·지방·단백질 등을 말하고, 미량영양소는 비타민·미네랄 등을 일컫는다. 먹을 것이 풍부한 현대사회에는 거대영양소가 부족해진 영양실조는 거의 없어졌다. 하지만 그럼에도 불구하고 혈의 질이 안 좋아 생기는 미량영양소 실조 증상은 어마어마하게 많아졌다. 이 책에서 거대영양소는 영양, 미량영양소는 영양소라는 개념으로 구분해서 이야기하려 한다.

좋은 영양소를 섭취한다는 것은 깨끗한 혈을 만든다는 것과 일맥상통하는 이야기다. 어떻게 하면 깨끗한 혈을 만들까?

혈을 만드는 원재료가 음식이니 음식이 맑아야 한다. 채소가 맑을까, 고기가 맑을까? 상대적으로 고기가 탁한 음식이라는 점에 동의하지 않는 사람은 거의 없을 것이다. 몸을 무겁게 하고 독소를 만드는 정도가 많으며 소화흡수가 더딘 음식물이 탁한 음식이라 보면 되겠다. 반대로 몸이 가벼워지고 깨끗하고 맑으며 독소가 생기지 않는 음식이면 혈이 맑아진다. 이런 음식들을 분류하여 하나의 묶음으로 찾아보면 그것이 바로 채식이다.

그래서 혈이 탁한 분들에게 채식을 늘려 보시라고 권한다. 그런데 채식이라는 이야기를 듣는 순간 "풀만 먹으라고요?" 하며 울상을 짓기 십상이다. 육식에 찌든 우리가 듣기에 채식을 하는 사람들은 종교인이나 뭔가 독특한 집단처럼 느껴지기도 한다. 그러면 단어를 하나 바꾸어보자. 올가닉 식단 혹은 매크로바이오틱(macrobiotic)이라 부르면 어떨까? 이렇게 해서라도 조금 고급진 느낌이 들거나 하고 싶은 생각이 든다면 좋겠다.

채식이라면 먹을 것이 제한적인 듯한 느낌이 들지만, 채식 음식들을 하나둘씩 접하면서 느끼는 건 "채식만으로도 이렇게 맛있는 먹을거리가 많구나. 그리고 상당히 맛이 있구나" 하는 점이다. 채식 위주의 식단을 쭉 접하다 보면 음식 재료 하나하나에서 오는 식감, 풍부한 맛, 향 하나하나까지 모두 온전히 느끼는 경험을 할 수 있다.

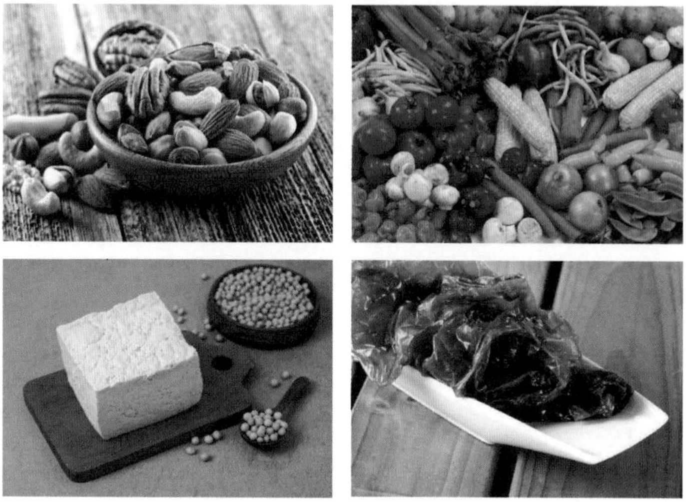

채소뿐만 아니라 과일, 두부, 버섯, 견과류, 해조류 등 이 모든 것들이 채식이다. 생각보다 먹을 것이 많다.

채식의 종류는 쉽게 떠올리는 풀 종류도 있고 오이, 브로콜리 같은 밭 채소들이 있다. 그 외에 잡곡, 그중에서도 콩이 있다. 콩을 조리해 먹으면 흡수율이 떨어지니, 양질의 단백질을 섭취할 수 있는 두부는 꼭 기억하자. 과일, 각종 버섯, 여러 가지 해초류, 모든 종류의 씨앗과 견과류도 모두 채식이다. "어? 생각보다 먹을 게 많네?"라는 생각이 들면 일단은 성공이다.

100퍼센트 채식을 하라고 권하는 건 아니니 걱정하지 말자. 채식 양을 지금보다 10퍼센트만 늘려보자. 채식을 잘 하지 않는 사람들이 생각보다 많다. 삼겹살을 먹을 때 예의상 쌈을 싸 먹거나 소고기에 버섯 한 점 정도 예쁜 전시품처럼 올리기도 한다. 결론부터 말하면 채식의 양이 70퍼센트 이상이 되는 것이 이상적이지만, 천천히 10퍼센트씩 늘리면서 채식의 맛을 알아가다 보면 점점 더 나아질 것이다.

템플스테이를 할 수 있는 사찰들이 전국적으로 많이 있다. 템플스테이 사찰식에서 강조하는 것 중 하나가 채식과 자연식이니, 이런 식사를 경험해 보는 것도 추천한다. 채식 식당도 많고 채식 뷔페에 가면 다양한 조리법을 거친 채식 음식들을 볼 수 있다. 건강에 관심을 두는 사람들이 많아지면서 채식 식단 강좌도 많이 열리고 있으니 배워 두면 평생 건강에 도움이 될 수 있다.

5. 고기류를 먹는다면 생선, 닭, 돼지 순으로

다이어트를 하다 보면 수시로 복병을 만난다. 특히 친한 지인들의 방해가 수시로 이어진다.

"그렇게 적게 먹고 다이어트를 하는 게 아니야", "얼굴이 핼쑥해졌다" 등 온갖 걱정하는 말로 음식을 권한다. 그러다 마지못해 한 점 먹기 시작하면 "거 봐, 좋지? 다이어트도 먹어 가며 하는 거야"라며 술도 한잔 권한다. 그렇게 다이어트는 점점 멀어진다.

친구들과의 만남뿐만 아니라 지인의 결혼식, 돌잔치, 가족 생일, 아이를 위한 기념일에 명절, 휴가나 올림픽 같은 국가행사까지 온갖 일이 겹치며 식단 조절을 막는다. 이럴 때는 미리 제대로 마음을 먹지 않으면 넘어가기 십상이다. 그래서 그런 경우를 대비해 전략을 짜 놔야 하는데, 특히나 뷔페에 갈 때는 힘들 수 있으니 그때를 가정하고 대비를 해 보자.

뷔페에서 먹든 어디서 먹든 이 원칙 하나는 기억하자. 처음에는 채식으로 배불리 먹는 것이다. 보통 사람은 먹을 것이 많을 때, 맨 처음 먹은 것을 한 번 더 먹을 가능성이 높다고 한다. 그런 면에서 채소를 먼저 먹으면 여러모로 이득이 있다. 채소는 항산화효과 등 여러 몸에 좋은 이점이 있으면서도 칼로리가 굉장히 낮은 편이다. 식이섬유도 많아 배변 활동을 통해 해독 작용도 한다. 이런 채소를 한 번 더 먹는다면 몸에 큰 이득인 셈이다. 그리고 처음 채소를 많이 먹으면 속이 채워지기 때문에 뒤에 상대적으로 적게 먹을 수 있다. 채소는 가급적 여러 색깔별로 골고루 먹도록 하자.

두 번째 원칙은 채소를 충분히 먹고 난 다음에는 지방, 단백질, 탄수화물 순서로 식사를 하는 것이다. 지방은 크게 두 종류가 있다. 하나는 식물성 지방이고 또 하나는 동물성 지방이다. 식물성 지방은 신선하다는 전제하에 적당한 수준으로 먹어준다. 동물성 지방은 대부분 단백질과 함께 먹게 된다. 지방과 단백질을 함께 먹는 것은 대부분 생선 혹은 육식이다. 생선류를 먼저 먹고, 이어 오리고기, 닭고기류를, 그다음으로 돼지고기, 소고기 등의 육류 순서다.

지방을 먹는다고 해서 그대로 몸에 지방으로 쌓이는 게 아니라는 것은 이제 상식이다. 오히려 지나치게 먹는 단백질과 탄수화물이 대사되지 않고 몸속에 남게 되면 지방 상태로 변하게 되는 비율이 더 높다. 무엇이든 다이어트를 하려면 적당히 먹어야 한다.

세 번째 원칙, 디저트는 금물이다. 디저트의 대부분은 탄수화물이고, 정제된 당분이 섞인 음식이 많다. 음식을 배불리 먹고 난 다음에 당분 섭취가 이어지면 혈당조절에 안 좋은 영향을 끼칠 수 있다. 또 앞서 말했듯 지나친 탄수화물은 지방 증가의 원인이고, 중성지방을 만드는 좋은 재료가 된다. 그러니 빵, 과자, 쿠키, 청량음료, 과당이 섞인 음료 등 여러 디저트는 먹지 않도록 한다. 디저트는 따뜻한 차 한 잔으로 제한하자.

제대로 마음먹고 이 세 가지 원칙만 지킨다면, 다이어트 생활을 무너뜨리지 않을 수 있을 것이다. 다이어트 중에는 그렇게 방해하던 친구들이 가만히 지켜보고 있다. 친구들의 배려를 물리치고 다이어트 생활이 성공적으로 이어질 때, 그 친구들도 나를 보고 다이어트에 나서는 경우도 종종 생긴다. 식단을 잘 조절하면서 원하는 체중 감량을 이뤄내길 바란다.

6. 장 상태가 면역을 결정한다

맑고 깨끗한 혈이 풍부해지면 면역이 좋아진다. 그러기 위해서 맑고 깨끗한 음식을 풍성하게 먹도록 했다. 이제 음식물인 바깥의 문제에서 시각을 옮겨서 직접 흡수를 하는 몸 안의 문제로 들어가 보자.

서양의학적 생물학을 살펴보면 사람의 혈액은 골수에서 만들어진다고 한다. 결과적으로는 그럴지라도 음식이 혈로 바뀌면서 가장 첫 번째로 통과하는 관문은 바로 장이다. 음식물이 몸 안에 들어와 소화기를 거치면서 영양분을 소화해서 흡수한다. 이런 일을 하는 통로가 되는 곳이기 때문이다. 장은 입 안부터 시작해서 식도, 위, 소장, 대장을 거쳐 마지막으로 항문까지 연결되어 있다. 이 모든 부분이 건강해야 좋은 음식의 좋은 영양이 몸 안으로 쏙쏙 들어오게 된다. 그래서 장 건강이 혈 생성의 키워드이면서 면역의 핵심이 되는 셈이다. 장에서 면역의 70~80퍼센트가 결정된다.

장의 상태를 조금만 깊이 들어가 해부학적으로 살펴보자. 장은 마치 긴 고무 튜브처럼 생겼다. 생긴 모습으로는 어디까지가 위장인지 어디서부터 소장인지 구분하기 어려울 수 있다. 우리에게 익숙한 위장의 모습은 밥을 먹었다고 가정하고 늘어난 상태가 표현된 것이다. 그리고 장 점막의 상태는 조금씩 다른데, 부분마다 하는 역할이 다르기 때문이다. 우리는 각 부분의 기능이 더 중요하니 기능 위주로 설명해 본다.

식도는 음식이 넘어가는 통로이고, 보통 장이라고 하면 위장이 처음이다. 위장에서 하는 핵심적인 일이 음식물이 넘어왔을 때 위산을 분비해서 말 그대로 죽처럼 녹이게 된다. 그러고는 그 음식물들을 담고만 있다. 위는 음식물을 담고 있는 밥통이고 영양을 직접 흡수하지는 않는다.

그다음이 십이지장부터 시작하는 소장이다. 소장에서부터 본격적인 영양 흡수가 일어난다. 소장의 벽 쪽에 있는 점막을 보면 털처럼 보이는 융모들이 엄청나게 많다. 이렇게 생겨야 최대한 많이 접촉해서 영양을 쪽쪽 빨아들일 수 있다. 이 부분을 집중하자. 좋은 영양을 흡수하면 좋은 일인데 나쁜 것까지 빨아들일 수 있기 때문이다. 융모의 통로가 잘못 열려서 나쁜 것이 마구 들어오는 상태가 '새는 장 증후군' 상태이다.

소장 다음 우리가 익숙한 맹장을 지나서 ∩ 형태로 배를 빙 둘러서 항문까지 연결되는 곳이 대장이다. 소장에서 미처 못한 영양을 흡수하고 무엇보다 수분을 재흡수해서 조절하게 된다. 그리고 가장 중요한 기능이 찌꺼기를 저장하고 내보내는 것이다. 그러다 보니 특히 항문 위주의 대장 근처는 대변이 차 있게 된다. 만약 변비라도 있다면 이 부분에 변이 몰리게 된다. 더러운 것들이 가득하니 이 부분을 보호하기 위한 면역 활동이 더 활발해진다.

대장도 역시 수많은 섬모의 집합체다. 장들은 음식이 매끄럽게 처음부터 마지막까지 미끄러져 나가기 위해 촉촉한 상태가 유지되어야 한다. 장벽의 섬모들이 건강하게 운동을 하고 구멍이 난 곳 없이 촘촘하면서 탄력을 유지해야 한다. 이런 상태가 되도록 생활습관을 유지하면 우리 몸의 면역은 걱정할 것이 없다. 장 상태가 나빠질 일이 많은 것이 문제다. 면역을 다스리려면 장이 새는 현상에 대해서는 꼭 알아야 한다.

장의 상태가 건강하면 장벽의 섬모들이 촘촘하게 붙어 있고 탄력적이며 혈액순환이 잘되어 촉촉해진다. 그런데 어떤 이유로 인해 장벽에 문제가 생기게 되면, 섬모들이 바스러지고 듬성듬성 구멍이 숭숭 뚫리면서 탄력이 없어진다. 말 그대로 고무호스가 새듯 장도 새게 된다. 그래서 이런 상태일 때를 새는 장 증후군(장 누수 증후군, LGS, Leaky Gut Syndrom)이라고 부른다. 이런 상태가 왜 문제냐 하면 장을 통해서 좋은 것이 몸 안에 들어와야 하는데, 이런 상태가 되면 나쁜 것이 들어오기 때문이다.

새는 장 증후군

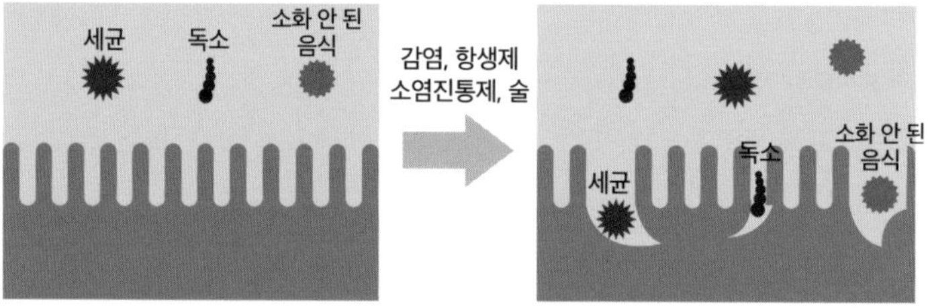

소장 내벽은 촘촘한 그물 같은 구조인데 건강할 때는 영양소만 흡수하고 독소는 막아내어 차단된다. 하지만 이 내벽이 상하게 되면 마치 구멍이 숭숭 뚫린 듯한 상태가 되는데 이를 새는 장 증후군이라 부른다.

여기서 잠깐, 장벽(소화기관의 내벽)은 몸의 바깥쪽일까, 안쪽일까? 우리가 겉으로 보기에는 내장이 안쪽으로 생각될 수 있다.

하지만 우리 몸을 3차원으로 생각해서 큰 관이라 생각한다면 소화기도 바깥쪽에 해당한다. 바깥이라는 것의 정의가 외부와 닿는 곳이라고 한다면, 소화기 역시 외부의 음식과 공기와 닿는 곳이기 때문이다. 몸의 안쪽은 오장이 들어 있고 피가 흐르는 곳이다. 따라서 몸의 바깥쪽인 소화기에서 받아들인 음식의 영양이 몸 안쪽으로 들어가게 될 때 통로가 굉장히 중요한 역할을 한다.

음식물이 아주 미세할 정도로 잘게 분해가 되어 소화되면 장벽의 틈새를 통해서 흡수된다. 그런데 장벽이 파괴되고 뭉그러지면 소화되지 않거나 독소인 상태들도 흡수되어 버린다. 이 독소들이 몸 안으로 들어오면 안쪽에서는 비상경고등이 켜진다. 독소가 들어왔으니 물리치라는 명령을 내리고 군대를 내보내는데, 이것이 바로 면역체다. 장이 새서 구멍이 숭숭 뚫리면 그만큼 많은 독소가 몸 안으로 들어오고, 군대도 더 많이 출동한다. 전쟁이 나서 좋을 건 없다. 전쟁해서 적군만 죽이고 평화를 찾으면 참 좋은데 어차피 전쟁을 치를 곳이 우리 몸 안이다. 그리고 적군뿐만 아니라 아군의 피해도 막심하다.

면역이 좋은 것과 면역이 지나치게 많이 나오는 것은 별개의 문제다. 면역이 많이 나오면 오갈 곳 없는 면역체들이 오히려 우리 몸을 역공격한다. 일종의 쿠데타가 일어나는 것이다. 이런 상태를 면역 스스로가 우리 몸을 공격하는 질환, 즉 자가면역질환이라고 부른다. 요즘 이런 자가면역질환 환자가 부쩍 많아졌다. 그만큼 면역을 조절하는 장과 자율신경 등이 안 좋아졌기 때문이다. 이 책을 다 읽고 나서 더 많은 사람이 스스로 면역을 조절하는 힘을 기를 수 있게 된다면 더 바랄 것이 없겠다.

여기서 하나 더, 장의 상태를 좋게 하기 위해서는 골고루 먹되 그중에서 신맛 음식을 꼭 넣는 것이 좋다. 영양균형도 맞추어 주고 새는 장에도 도움이 되는 신맛 음식이 있는데, 바로 식초다. '식초를 마시자' 부분을 참고하길 바란다.

7. 장 상태 체크법

장의 상태를 파악하는 아주 좋은 방법은 매일 변을 보는 것이다. 변을 본다는 것은 화장실을 간다는 뜻도 있지만 실제로 눈으로 보는 것을 의미한다. 하루에 한 번 대변 상태를 살피는 것은 수백만 원짜리 건강검진보다 더 고귀한 일이다. 물론 이 상태가 대장의 상태를 알아보는 데 더 많이 집중되지만 그래도 굉장히 의미가 있다. 장의 상태를 파악하는 데 중요한 세 가지를 꼭 살피고, 추가로 두 가지를 더 보는 것이 좋다.

첫 번째가 변의 횟수다. 변은 하루에 한 번 혹은 두 번 정도까지 보러 가야 한다. 하루에 한 번 못 보는 상태를 변비 중에서 '장 무력증 증상'이라고 한다. 대장은 변을 일정 시간 동안 담고 있다가 적당한 장운동을 통해서 바깥으로 내보내는 역할이 본연의 임무다. 장이 무력해지면 하루에 한 번 변을 못 봐도 덤덤하게 지내기도 한다.

하루에 3번 이상 변을 보는 것은 장이 과민한 것이다. 매운 것을 많이 먹었거나 술을 마시면 장이 예민해지니 당연히 평소보다 더 회수가 많을 수 있다. 긴장할 때마다 방귀를 뀌고 화장실을 가야 한다면 과민성대장증후군이라 부른다. 회수는 스트레스 상태, 염증 상태, 컨디션, 그리고 평소 배변습관 등이 복잡하게 어우러진 문제다. 어떤 곳에서 문제가 생겼는지 잘 살펴보자. 변 보는 회수가 1주일 이상 문제가 생긴다면 꼭 신경 써서 고치길 바란다.

두 번째가 변의 굳기다. 쓱 보기만 해도 변이 단단한지 아닌지는 알 수 있다. 형체가 유지되면서 물속에서 단정히 가라앉아 있어야 한다. 형체가 일정치 않게 마구 풀어지면서 둥둥 떠다니면 수분흡수에도 문제가 생긴 것이고, 염증이 있어서일 수도 있다. 너무 단단하면 변비다. 변 한 번 누는데 사색이 되도록 힘을 써야 하는 경우도 있다. 간혹 심하면 파내기도 한다. 돌보다 단단한 듯 느껴지는 변을 보고 나면 항문이 찢어지는 느낌이 들기도 한다. 변이 진득해서 문제인 경우도 있다. 물을 내리면 물과 함께 싹 내려가야 하는데, 변기 바닥에 붙어서 형체를 남길 때도 있다. 주로 굳기는 수분 섭취와 연관이 있다. 물을 적당하게 많이 마셔야 한다.

세 번째 볼 것은 색깔이다. 빨간 피가 묻어 나오면 어디가 안 좋은지는 요즘은 잘 알려진 편인데, 바로 대장의 출혈이다. 이때 가장 많은 경우가 치질이다. 검은 변이 나올 때는 위장출혈을 의심해 본다. 피가 소화되어 검게 나오기 때문이다. 녹색은 담낭 활동이 지나치게 활발한 경우인데, 아기가 경기할 때 관찰할 수 있다. 한의학에서는 간과 담에서 스트레스와 놀라는 것을 처리한다고 한다. 변은 황금색이 좋다고 알려져 있다. 아기 때는 누런 황금색이 좋긴 하다. 하지만 성인이 되면 누런 황금색보다 살짝 갈색이 나야 한다. 성인의 누런색 변은 영양부족을 알려 준다는 점을 알아두자. 색깔에서 오장육부의 상태를 알아볼 수 있고 문제가 생기면 해당 부위의 오장육부를 건강하게 만들어 주어야 한다.

이렇게 알아본 세 가지 외에 추가 두 가지를 더 알아보자.

네 번째는 향이다. 지독한 냄새는 장 안에 유해균이 더 많다는 뜻이다. 장에는 유익한 균과 유해균이 끊임없이 싸우는 곳이다. 1조 개의 균 중에서 유익한 균이 우세하면 방귀나 변 냄새가 구수하다. 하지만 유해균이 득세하면 방귀를 뀌는 순간 주변 사람들이 "장이 썩었어?"라고 말할 것이다. 유익한 균을 늘리려면 발효음식의 양을 늘리고 동시에 식이섬유를 함께 섭취해야 한다.

다섯 번째는 방귀다. 자신은 방귀를 하루에 한 번도 안 뀐다고 생각하는 사람이 있다면 잠을 잘 때 녹음기를 엉덩이 뒤에 두고 자보기를 권한다. 아마 밤에 잘 때 뽀옹 하는 소리가 울리는 것을 알게 될 것이다. 사람 몸에서 하루에 생기는 가스 대부분은 대변과 함께 나오고, 모공을 통한 땀이나 입과 코를 통해서도 나가며, 나머지는 방귀로 나간다. 어쨌든 대략 몇백 밀리리터에서 1리터 정도는 방귀를 뀌고, 성인 평균 하루 4~10회 정도는 정상적이라는 것을 알아두자.

참, 방귀를 참으면 장으로 들어가 피로 흘러간다. 한 번 방귀를 뀌어서 창피를 당하는 게 나을지, 내 몸 안으로 들어가는 게 나을지도 고민해 보자. 어쨌든 방귀대장인 분들도 있을 텐데, 방귀가 너무 잦으면 장에 유해균이 많아서 생긴 증상이니 발효음식을 권한다.

이 5가지 현상을 꼭 확인해서 문제를 바로잡는 생활만 유지해도 건강검진 가서 긴장할 일은 훨씬 줄어들 것이다. 더불어 면역도 좋은 상태를 유지할 수 있다.

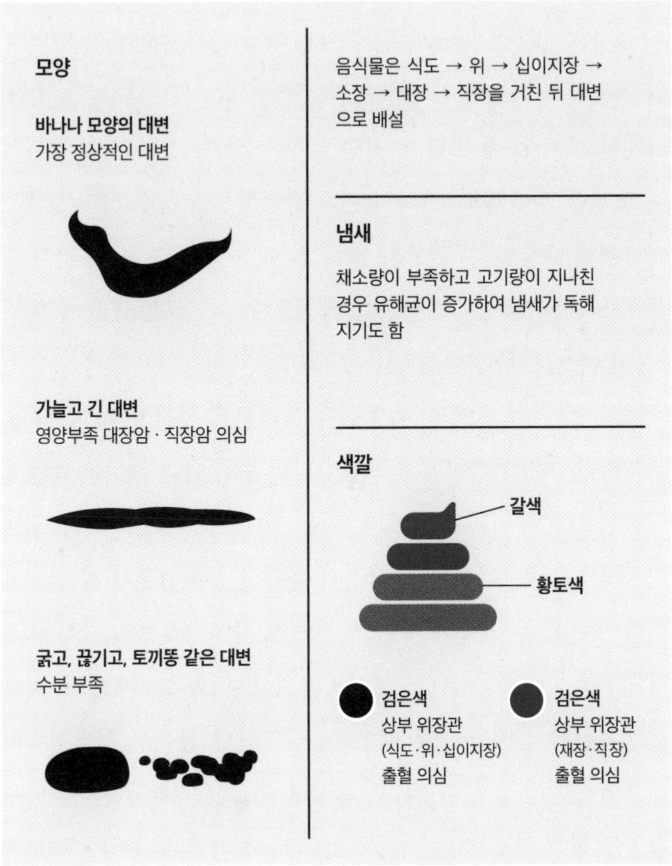

8. 건강한 변 보는 법

장이 좋아지면 변 보기가 수월해진다. 장의 역할 중 가장 핵심이 영양흡수이고, 이 기능이 잘 수행되는지 확인하기 위해서는 소장의 기능을 체크해야 하는데, 여간 까다로운 일이 아니다. 위장은 배가 아프거나 체한 느낌으로 알 수 있고, 대장은 내변의 상태를 보고 알 수 있다. 하지만 소장은 겉으로 드러나는 특징들이 모호한 면이 있다. 그나마 변의 상태를 보고서 소장의 상태도 더불어서 유추할 수 있으니 변을 잘 보는 게 중요하다. 앞서 변을 체크하는 몇 가지 포인트를 말했으니, 이번에는 변을 좋게 만드는 생활습관을 알아보자.

변을 좋게 하는 첫 번째 방법은 식이섬유 섭취다. 식이섬유는 두 가지가 있는데 하나는 불용성 식이섬유, 다른 하나는 수용성 식이섬유다. 우리가 흔히 알고 있는 것이 장벽의 찌꺼기를 긁어서 변을 모으는 기능인데, 이것이 불용성 식이섬유가 하는 작용이다. 수용성은 액체에 녹는 성질이라 혈액으로 흘러가서 피를 맑게 해준다. 장의 상태가 좋아지려면 장이 촉촉해야 한다. 이때 혈액순환의 상태가 매우 중요하다. 그러니 불용성 식이섬유와 더불어서 수용성 식이섬유도 굉장히 중요한 역할을 한다. 이 두 가지가 함께 있는 것 중 대표적인 음식이 미역과 다시마 등의 해초류다. 이외에도 각종 채소와 과일의 껍질에 많다. 바깥의 겉껍질을 먹을 수 있는 채소와 과일은 반드시 함께 먹도록 한다.

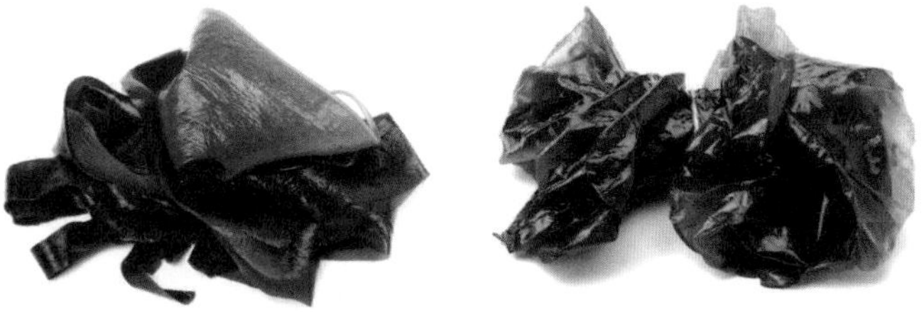

불용성 식이섬유와 더불어서 수용성 식이섬유도 굉장히 중요한 역할을 한다. 이 2가지가 함께 있는 것 중에서 대표적인 것이 미역과 다시마를 위시한 해초류들이다.

두 번째 방법은 발효음식 섭취다. 현대사회는 생각보다 발효음식이 부족하다. 옛날에는 묵은지, 젓갈, 간장, 된장, 식초, 장아찌 등 반찬 대부분이 식이섬유와 발효음식이었다. 이런 음식은 이미 다 먹고 있지만 효과가 없다고 반박할 수도 있는데, 한 가지 예를 들어 설명하겠다. 요즘 마트의 된장은 발효음식이 아니다. 산으로 강제 숙성시킨 것으로, 된장 흉내를 낸 음식이라고 볼 수 있다. 그러다 보니 좋은 균이 번식하기가 어렵다. 상대적으로 나쁜 균이 살기 좋은 음식을 많이 먹고 환경을 조성하니 장 속도 부패하는 실정이다. 발효를 통해 만들어지는 유익한 균 중에 대표적인 것이 유산균인데, 이 유산균이 장까지 잘 도달하려면 식이섬유가 있어야 한다. 좋은 균의 먹잇감이자 사는 집이 식이섬유인 셈이다. 그러니 채소와 발효음식을 함께 섭취해야 장이 좋아질 수 있다.

세 번째는 물 섭취다. 물은 하루에 1리터 이상을 본인의 몸 상태에 맞게 마셔 주어야 한다. 특히나 물을 적게 마셔서 장운동이 안 되거나 변비인 사람들도 꽤 많다.

네 번째는 장운동이다. 최근 장 무력증 환자들이 급증하고 있다. 만성 소화불량에 심지어 장 유착증으로 내원하는 분들도 많다. 앉아서 일하는 경우가 많은 탓에 근육 운동도 못하는데, 장까지 신경 쓸 틈이 없는 건 당연한 게 바쁜 현대인들의 일상이다. 하지만 장운동을 하는 건 생각보다 쉽다. 양손을 포개서 배를 쓸어 문지르기만 해도 장운동이 된다. 그보다 더 적극적인 것은 실제로 운동을 해서 숨이 차서 장까지 움직이면 더 좋다. 여건이 안 되면 본인에게 적당한 수준을 찾기를 바란다. 혼자서 하는 장운동이 잘 안 될 때 옆에서 도와주는 방법이 있다. 한의원에서는 장추나요법을 하지만, 집에서는 간단하게 만든 장 마사지 방법으로도 도움을 받는다. 간단한 장 마사지법은 뒤에 '장을 살리는 장 마사지' 부분에서 다루겠다.

장운동을 위해서 일정한 시간에 배변하러 가는 것도 꼭 실천해야 한다. 장은 일정한 시간이 되면 패턴대로 움직이는 경향이 있다. 일정한 시간에 밥을 먹으면 그 시간이 되면 장운동이 일어나면서 배가 고프다. 일정한 시간에 화장실을 가면 그 시간이 되면 변의가 생긴다. 그때 화장실을 가면 기분 좋게 변을 보고 나오는데, 시간을 놓치면 마치 변이 속으로 쏙 들어간 것처럼 느껴지기도 한다. 가급적 아침 시간에 장을 비우도록 권하고 싶다.

다섯 번째는 스트레스 관리다. 뇌의 활동과 장의 활동은 굉장히 유사한 면이 많다. 장이 비워져야 뇌도 맑아진다. 장이 예민하면 뇌도 따라서 예민해진다. 아이들이 공부를 잘하고 집중력을 높이고 싶으면 자라를 삶아 먹이고 장어를 매일 반찬으로 주는 것보다, 장을 깨끗하게 만들어 주는 것이 훨씬 이득이다. 머리가 멍하고 기억력이 자꾸 떨어지면 마찬가지로 장부터 관리해 보자.

9. 장은 뇌와 연결돼 있다

뇌와 장의 모양은 마치 쌍둥이처럼 닮았다. 그 때문인지 둘 사이의 기능과 활동에 유사한 면이 많다. 행복감을 느끼게 하는 세로토닌 호르몬의 80퍼센트 가까운 대부분이 분비되는 곳이 뇌가 아니고 장이다. 최종적으로는 뇌에서 처리하겠지만 장에서 만족해야 행복하다는 기분이 든다는 것이다. 흥분을 맡은 도파민의 반 정도가 장에서 나온다. 이처럼 많은 감정적인 호르몬이 장에서부터 비롯된다는 연구결과는 흥미롭다. 실제로 한의학에서는 감정이 오장육부에서 일어난다고 설명한다. 오장육부 에너지의 균형이 마음과 정신의 건강에 굉장히 중요하다는 점을 시사한다.

최근 점차 많아지는 질환 중 하나가 과민성대장증후군이다. 신경 쓰는 일이 생기면 장에서 반응하는 것이다. 시험을 치르려고 하면 화장실을 다녀와야 한다. 발표 전에 긴장되어 방귀가 자꾸만 나온다. 누군가를 만나기 전에 장에서 꾸르륵 소리가 나면서 변의를 느낀다. 이런 모든 증상이 머릿속에서 예민한 것을 장에서 반응하는 것을 설명한다.

거꾸로 장이 예민해지면 뇌도 따라서 예민해진다. 설사가 급하면 다른 생각을 할 겨를 없이 머릿속에는 오로지 화장실 생각뿐이다. 배가 싸르르 아프거나 뭔가 요동칠 때 뇌도 함께 예민하다. 변비로 꽉 막히면 뇌도 역시 꽉 막힌다. 뇌의 문제가 생겨서 병원에 실려오면 가장 처음 확인하는 것이 변 상태다. 예를 들어 한의학에서 중풍에 걸렸을 때 장의 상태가 중요한 진단기준 중 하나다. 《동의보감》〈풍〉에는 "'중장'이라는 대소변이 나오지 않는 증상이 있다", "풍이 오장에 침범하였을 때는 설사를 시키는 것이 좋다"라는 내용으로 변비가 있으면 변비부터 해결하라고 되어 있다. 머리에 문제가 생겨도 장의 상태부터 체크하라는 뜻이다.

이런 면에서 장을 살리는 아주 중요한 핵심 포인트 중 하나가 스트레스 관리다. 스트레스가 많은 현대인에게는 그만큼 과민성 대장증후군이 많이 생긴다. 현대인의 생활에서 적당히 긴장을 받는 게 아니라 나를 옥죄는 굴레로 작용하니 스트레스가 된다.

한의학에는 스트레스가 쌓이는 경로를 이렇게 이해한다. 처음 급성 스트레스가 오면 심장 쪽으로 가게 된다. 그런데 심장은 병들면 목숨과 관계되니 이를 보호하기 위해서 간에서 처리한다. 아주 심한 급성 스트레스는 심장으로 가서 심장발작을 일으킬 수도 있다. 어쨌든 간에서 처리가 안 된 것은 장으로 내려오게 된다. 그래서 켜켜이 묵은 스트레스는 장에 쌓인다. 쌓이고 또 쌓인 스트레스는 장을 예민하게 만들고 조금만 더 더해지기만 해도 바로 반응을 하게 되는 것이다.

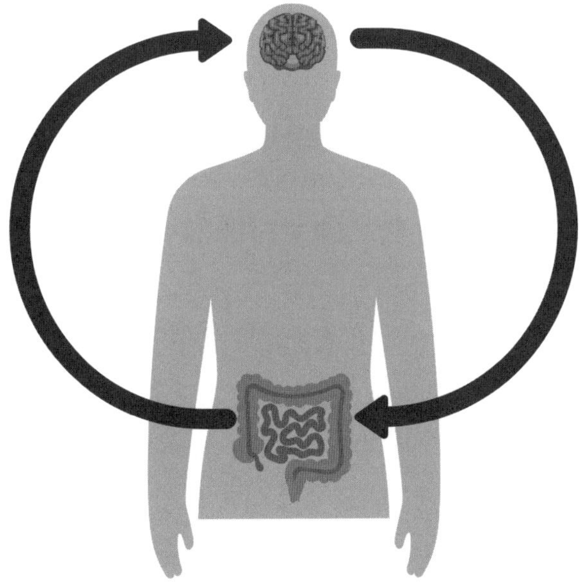

장은 제 2의 뇌라는 말이 있다. 하지만 나는 뇌가 제 2의 장이 아닐까 하는 생각을 해 보곤 한다. 한의학에서 뇌는 오장육부의 신호를 수집하여 처리하는 장치라고 여기기 때문이다. 어쨌든 뇌는 장의 신호를, 장은 뇌의 신호를 서로 반영한다.

스트레스는 자율신경계의 균형을 무너뜨린다. 자율신경계가 안 좋아지면 감정면역이 나빠진다. 감정면역은 또다시 장의 상태를 안 좋게 만들고, 이는 혈을 탁하게 한다. 탁해진 혈은 체온을 떨어뜨리고 이곳저곳 염증을 일으킨다. 이런 식으로 모든 곳의 면역에 차례차례 영향을 미치게 된다.

면역의 세 가지는 이 책의 끝까지 관통하는 개념이다. 반드시 세 가지 요소를 모두 평소에 관리해야 한다.

스트레스를 풀자. 정신건강을 위해서, 몸 전체의 건강을 위해서, 장의 면역을 위해서.

10. 장을 살리는 장 마사지

장운동을 직접 하는 방법은 심호흡을 아랫배까지 하는 것이다. 보통 우리나라에서는 단전호흡으로 많이 알려져 있다. 숨을 들이쉴 때 배까지 쑥 깊이 들어가서 배가 앞으로 밀리게 된다. 숨을 내쉬면 배로부터 나온 숨이 코로 나가면서 배가 쑥 꺼져 등 쪽으로 들어간다. 이렇게 호흡을 깊게 하다 보면 장운동이 자동으로 된다. 또 하나의 방법은 기침하는 것이다. 헛기침은 강도가 약하지만, 제대로 된 기침을 하게 되면 온 장이 다 흔들리는 경험을 할 수 있다. 그렇다고 감기에 걸리자니 그게 더 억울할 수도 있지만.

장 자체를 운동시키기 어려우니 바깥에서 간접적으로 해 주어야 한다. 그 방법이 바로 장 마사지다. 장운동이 안 되어 연동운동력이 떨어지면 이를 살살 손으로 만져서 풀어줄 수 있다. 아주 심하게 꼬여서 유착되거나 가스가 많이 차면 한의원에서 장추나요법으로 풀어 주어야 하지만, 가볍게 체한 경우나 가스가 차서 장이 더부룩할 때는 집에서도 장 마사지만 해주어도 훨씬 편해진다.

장이 잘 꼬이는 부분은 다른 성질의 장이 만나는 부위다. 위장과 소장, 소장과 대장, 대장과 항문 쪽이 만나는 부위가 장 기능에 이상이 생기기 쉽다. 또 해부학적으로 보았을 때 꺾이는 곳이다. 대장의 각 모서리 부분이나 소장 중에서 십이지장이 연결되는 부분들이 그렇다. 집에서 장 마사지를 할 때는 세 곳을 꼭 익혀 두자.

장 마사지

❶

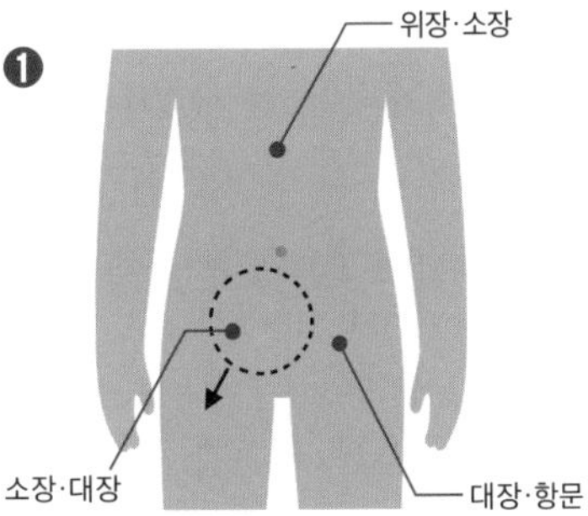

위 · 소장 연결부위, 소장 · 대장 연결부위, 대장·항문 연결부위에서 탈이 잘 나니 이 부분들을 특히 더 신경 써서 마사지한다.

❷

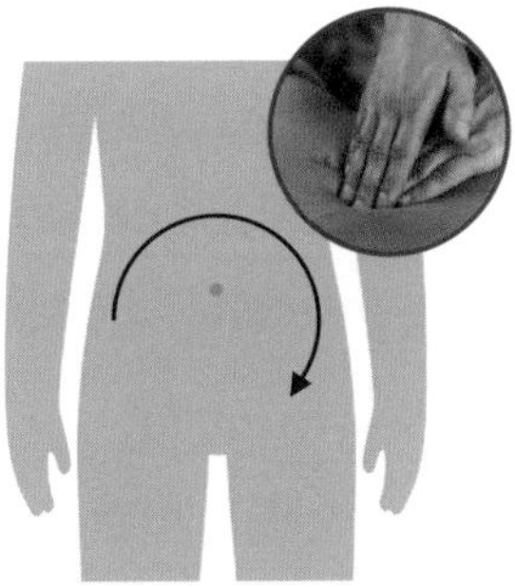

배꼽 주위를 시계 방향으로 세게 돌린다.

❸

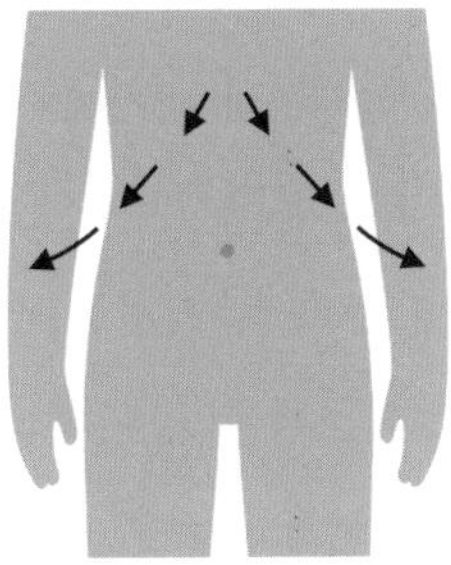

명치에서 양쪽 갈비뼈 방향을 손가락으로 마사지하듯 훑는다.

❹

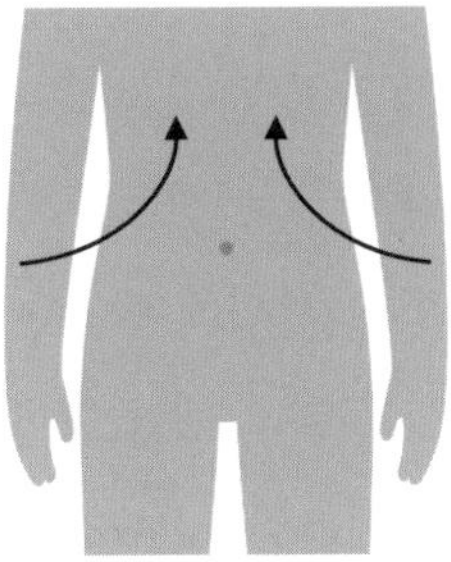

화살표 방향으로 올려주듯이 마사지한다.

❺

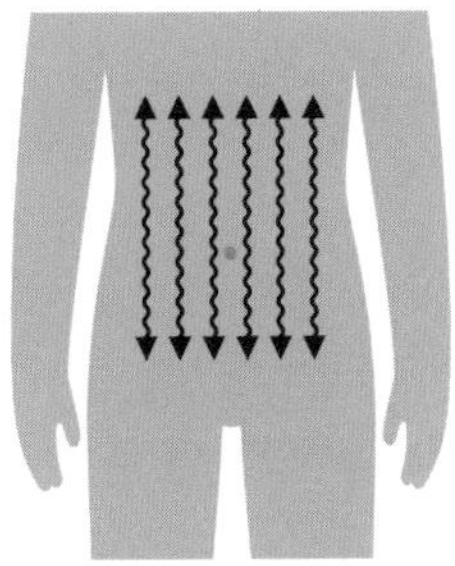

배 전체를 손바닥으로 흔들어놓는다.

❻

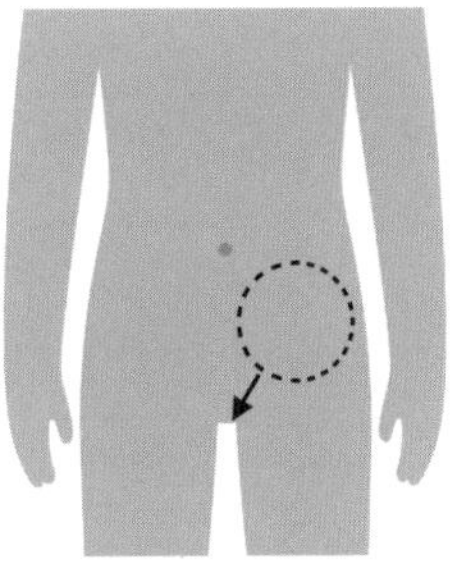

복부 좌측 하단부를 집중적으로 마사지한 후 항문 방향으로 밀어준다.

첫 번째, 배꼽과 명치를 이은 2분의 1 지점이다. 이 주변은 위장과 십이지장이 가까이 있다. 특히 위장질환일 때 탈이 나기 쉽다. 위장벽에 염증이 생기면 부풀어 오른 경우도 볼 수 있다.

두 번째, 배꼽과 오른쪽 바깥 골반 가장 높은 부위를 연결하는 2분의 1 지점이다. 이 부분은 맹장이 위치한 주변으로 소장과 대장이 만나는 곳이다.

세 번째, 배꼽과 왼쪽 바깥 골반 가장 높은 부위를 연결하는 바깥쪽 3분의 1 지점이다. 이 부분에서 대장이 꺾여서 항문으로 가게 된다.

이 세 부분 근처를 만져보면 배가 딱딱하거나 뭔가 가스가 차서 부풀어 있는 경우를 접할 수 있다. 한 부분에서 그런 것이 느껴지면 그 부위에 양손을 포개고 있어 보자. 천천히 아주 느린 속도로 누르다 보면 밀어내는 저항감이 느껴진다. 이때 멈추고 가만히 기다린다. 10초에서 1분 사이에 점차 스르르 풀리는 느낌이 생긴다. 그러고 나면 다시 조금 더 깊이 있게 누른다. 그리고 반복한다. 한 부분이 집중해서 풀리면 다른 부분들은 더 쉽게 해결할 수 있다.

어릴 때 배가 엄청나게 아팠던 적이 있다. 며칠 동안 먹기만 하면 체하고 식은땀이 흐르다 장이 꼬이는 느낌이 나니 이러다 죽겠다는 생각이 들었다. 아파서 죽겠다는 생각도 들고 도무지 먹지를 못하니 보름 정도를 배만 움켜쥐고 있었다. 내과는 당연히 다녀왔는데 맹장염이 아닌 것 같다고 듣고는 주사 맞고 양약을 먹었는데 별 차도가 없었다.

어머니 손에 이끌려 한의원에 가니 수더분한 노인분께서 맞이해 주셨다. 어린 시절 한의원 분위기는 마치 가정집 같은 곳이 많았다. 침을 이곳저곳 놓고 나서는 나의 배에 손을 가만히 얹고 계셨다. 그러다 어떤 부분에서는 꾸욱 하고 누르고 떼기를 반복했다. 살살 문지르고 이리저리 방향을 틀기도 하기를 반복했다. 그럴 때마다 "아!" 하는 신음과 함께 식은땀이 송골송골 맺혔다.

10분쯤 지났을까? 손을 떼고 난 후 곧바로 속이 편안해져 일어나 앉아 오랜만에 등을 쭉 펼 수 있었다. 다음날 한 번 더 가서 진료를 받으니 완전히 나아서 정상적으로 학교를 갈 수 있었다. 커서 한의사가 되어 여러 가지 공부를 해 보니 장을 직접 만져서 치료하는 방법들이 있었다. 한의학에도 있고, 심지어 외국의 의학에서도 일부 시행하는 의사들이 있다.

앞의 방법은 어릴 때의 경험으로 인하여 손으로 장부를 조절하는 방법을 더 깊이 연구한 결과를 집에서 간단하게 할 수 있도록 만든 것이니 잘 참고해 보시길 바란다. 장은 끊임없이 운동이 되면서 움직여야 한다. 그래서 음식물들의 영양을 흡수하고 찌꺼기를 만들어 내보내야 한다. 가장 쉬운 방법의 하나가 장 마사지다. 장이 건강해야 혈이 맑아지고 면역이 좋아진다. 가족의 배를 서로 만져주자. 건강과 면역뿐만 아니라 사랑도 덤으로 얻게 될 것이다.

2장

피를 맑게 하는 생활습관

1. 식초를 마시자

"아이들이나 남편이 마실 것을 찾긴 하는데, 음료수나 주스보다 나은 것이 있다면 무엇일까요?"

"매실 엑기스도 설탕물이라며 적당히 마시라고 하더라고요. 좀 더 안전하게 마실 수 있는 것이 있을까요?"

식초 음료

우리 몸에 수분은 항상 보충해 주어야 한다. 그냥 물을 마시는 것이 가장 편하고 쉬운 방법이지만, 우리의 미각은 여러 다양한 맛이 들어와야 기분이 좋아지게 만들어졌다. 물에다 무언가를 첨가해서 맛있게 만들고 더 유용하게 한다면 금상첨화다. 그런데 음료수라고 판매하는 것의 첨가물이 밝혀지면서 불편한 진실이 밝혀졌다. 식품첨가물, 합성향료, 과도한 설탕에 노출되지 않기 위해서 정보를 분석해 보면, 알면 알게 될수록 마실 것이 없다는 생각이 들 정도다.

물과 함께 건강하게 마실 수 있는 음료로 내가 추천하는 건 약차다. 약차의 재료는 물과 함께 타서 건강하게 할 수 있는 모든 것인데, 대개 약초를 살짝 끓이는 것이 보통이다. 약초 외에 잘 생각하지 못할 것 같은 약차 재료를 하나 소개하고 싶다. 많은 것 중에서 아주 쉽게 첨가해서 맛나게 만들 수 있는 것, 어느 집에나 있는 것으로 식초를 강력하게 추천한다. 식초는 가까이서 구할 수 있어서 가장 간편하면서 감히 기적이라고 말할 만큼의 효능이 있는 음료이기 때문이다.

곡물이나 과일을 자연적으로 놔두면 발효 과정이 일어난다. 잘못 보관하면 '부패'가 되지만 잘 변화되면 '발효'가 된다. 부패와 발효가 한 끗 차이라 이 과정을 제어하는 데는 숙련된 기술이 필요하다. 여기다 사람의 기술을 가미하면 조금 빨리 식초를 만들 수도 있다.

자연적인 발효가 일어나면 1차적으로 알코올 발효, 쉽게 말해서 술이 된다. 인간이 술을 발견한 것에 대한 재미난 소설 같은 일화가 있다. 원숭이가 포도를 아껴 먹으려고 돌 사이에 숨겨뒀다. 뭔가를 숨겨두면 남들도 못 보지만 자칫하면 정작 숨겨둔 본인도 잊어버리는 경우가 종종 있다. 그 원숭이도 그랬나 보다. 한참이 지난 후에 그 주변을 지나가다 넘어졌는데 모든 소설이나 영화에서 그렇듯 하필 포도를 숨겨둔 곳에 손이 닿았다. 원숭이는 얼른 손을 빼더니 축축한 손을 본능적으로 입으로 가져간다. 윽! 뭔가 시큼한 맛이 느껴진다. 에퉤퉤. 처음 맛보는 이상한 맛이다.

그런데 또 하나 이상한 것이 있다. 시간이 조금 지나니까 그 맛을 한 번 더 맛보고 싶어진다. 기분도 묘하게 좋아진다. 한 번 더 손에 묻혀 빨고 고여 있는 것을 찾아 마셔본다. 가만 생각해 보니 예전에 포도를 숨겨놨던 곳인데 포도가 변한 것 같다. 최초로 술에 취한 그 원숭이는 머리가 좋았다면 포도를 따다 보관해 두는 것을 반복했을 것이다.

이렇게 술을 처음 발견했다는 식의 이야기다. 술은 과일이나 곡물이 발효가 일어나면 자연스럽게 진행되는 과정 중 하나다. 사람들은 이 과정을 앞당기고 맛을 추가하기 위해서 여러 가지 기술을 부려 다양한 방법을 개발해 낸다.

식초 만들기

당분이 있는 곡식과 과일을 놔두면 술이 되었다가 이후에 식초로 변한다. 알코올 발효 이후에 일어나는 것이 초산 발효다. 술을 놔둔 상태에서 식초를 만드는 균들이 공기 중에 존재해서 침투되면 그다음 과정이 일어난다. 알코올 성분은 날아가고 식초가 된다. 생각해 보면 참 쉽다. 과일을 가만히 놔두기만 하고 기다리면 술이 된 다음에 식초가 되는 것이다. 조금 더 빠르고 효율적으로 만들려면 이전에 만든 식초를 조금만 함께 섞어주면 된다. 보통 밑씨, 종초 등으로 부르는데, 앞서 만들어진 식초가 모범을 보여서 리드해 나가는 것과 같다.

세상에서 가장 만들기 쉽다는 감식초 만드는 법을 알아보자. 항아리 하나를 구해서 발을 치든지 하여 아랫부분에 공간을 살짝 만든다. 위에다 대봉시 감을 차곡차곡 얹어둔다. 항아리 뚜껑은 한지로 덮는다. 이전에 만들어둔 감식초가 있다면 아래에 한 종지 정도 부어 두면 된다. 만약 감식초를 만들었던 항아리라면 그냥 시작해도 초산 발효가 쉽게 일어난다. 균들이 안에서 번식하고 있기 때문이다. 얼마 시간이 지나면 감들끼리 짓뭉개면서 즙들이 아래로 흘러 모인다. 감은 곰팡이가 피기도 하고 모양이며 색깔이며 냄새며 변하게 된다. 그대로 한참을 두면 조금 끓는 듯한 시점이 온다. 만드는 과정에 따라서 감을 건져내어 과즙만 놔두기도 하고, 그대로 놔두어 진행해도 무방하다. 가끔 저어주는 것이 좋다. 또 그 시점이 지나 몇 달 후가 되면 맑은 식초가 만들어진다. 다 완성되면 통발을 집어넣어 맑은 식초를 건져 모은다.

만약 이렇게 식초 만드는 것이 귀찮고 어렵게 느껴진다면 또 간단한 방법이 있다. 막걸리나 와인을 한 병 구한다. 당연히 첨가물이 없거나 잘 만들거나 좋은 농산물로 만든 것이면 더 좋다. 입구가 넓은 유리병이나 항아리에 붓는다. 한지나 공기가 통하는 종이로 살짝 덮는다. 심지어 안 덮어줘도 된다. 다만 이때 덮개로 완전히 밀폐해버리면 썩게 되니 주의하자. 이것이 끝이다. 마찬가지로 밑씨나 종초를 조금만 부어주면 더 빠르고 확실하게 된다. 시간이 지나면 얇은 피막 같은 것이 생기면서 식초가 완성된다.

완성된 것인지 아닌지 몰라서 망설일 때가 있다. 그래서 한지에 구리를 하나 올려놓는다. 구리를 어떻게 구하느냐고 걱정할 필요는 없다. 옛날 10원짜리 동전을 올려놓으면 된다. 식초가 충분히 만들어지면 종이에 올려둔 동전 바닥이 살짝 녹색으로 변한다. 와인 식초 혹은 포도 식초를 만들고 싶다면, 와인으로 똑

같은 방법으로 진행하면 된다. 굉장히 쉽다.

식초를 만드는 원칙은 술을 초산 발효시키는 것이기에 술을 먼저 만들어야 한다. 그러기 위해서 곡식은 누룩을 띄워 술을 담은 다음, 그 술을 가지고 다시 초산 발효를 시킨다. 과일은 자연스레 알코올 발효가 이루어진 다음, 다시 초산 발효를 기다리면 되는 것이 보통이다. 술을 만드는 과정은 일반인이 쉽게 할 수 있는 방법이 아니다. 가장 만들기 쉽다는 감식초조차도 번거로워서 집에서 담기 쉽지 않다. 그래서 위와 같이 아주 간단한 방법을 알려드렸다.

이렇게 굳이 식초를 만들어서 먹으시라고 권하는 데는 이유가 있다.

좋은 식초 vs 나쁜 식초

정직한 개발도상국에 여행을 가니 먹거리 하나는 정말 좋았다. 그곳 가이드의 말이 인상적이었다.

"이곳은 가공기술이 발달하지 않아서 음료수 하나에도 원래 과일 성분이 대부분 그대로 들어가 있어요. 망고 아이스크림이면 망고를 갈아서 얼린 수준이죠."

한국처럼 가공기술이 발달한 나라는 식품첨가물을 비롯한 여러 가지 인공적인 방법을 써서 망고가 들어간 것이 아닌 '망고맛'을 내는 아이스크림을 만드는 경우가 많다.

식초는 식탁에서는 없어서는 안 될, 음식 맛을 깊이 있게 만드는 천연조미료 중 하나다. 누구나 중식당에 가서 단무지를 먹어보았을 것이고 스파게티 먹으며 "피클 주세요"라고 외쳤을 것이다. 만두는 간장에 식초를 넣은 양념에 찍어 먹어야 제맛이고, 샐러드에는 식초 한 스푼이 들어가면 풍미가 확 산다.

문제는 우리가 식당에서 접하는 식초를 기초로 하는 음식 대부분이 안 좋은 식초를 써서 만든다는 점이다. 빙초산이나 주정을 활용한 인공식초로 만든 식초는 오히려 몸에 나쁠 수 있다. 빙초산의 경우 식용보다는 공업용에 분류된다. 여기에서 화학성분을 조금 빼서 식용할 수 있게 만든 것도 식초로 판매된다. 주정은 에틸알코올이다. 어릴 때 알코올 솜에 불을 붙이면 확 붙는 그런 에틸알코올. 식용 에틸알코올이 바로 주정이다. 이 주정을 물에 희석해 커다란 통에 넣고 강제로 초산을 생성하면 식초가 만들어진다.

식초를 마시면 몸이 좋아진다는데 왜 마실수록 나빠지는지 의문이 들면 먹고 있는 식초가 주정식초가 아닌가 의심을 해 보아야 한다. 주정식초는 에틸알코올에서 나왔으니 영양성분이 있을 리가 없고 기가 좋을 리가 없다. 여기다 현미 엑기스 조금 부어 현미식초, 사과 과즙을 소량 첨가해서 사과 식초가 된다. 가끔 마트에서 가격표를 보며 의아할 때가 있다. 곡식과 과일을 발효시켜 만들었으면 재료비 외에도 노력에 의한 값이 더해져야 한다. 그런데 어째 식초가 물보다 쌀 수가 있을까? 알코올로 만들었으니 그만큼 싸지는 것뿐이다.

좋은 식초는 정직한 과정을 거쳐서 만든 식초다. 그나마 제대로 만든 술을 가지고 집에서 한 번만 더 발효시켜 마신다면 차라리 그것이 더 좋은 방법 같아서 추천하고 싶다. 그리고 그런 식초로 여러 가지 채소를 담아 피클을 만들어 먹자. 일본의 짠무인

다꾸앙도 만드는 과정을 보면 발효에 의한 시간의 무게를 느낄 수 있다. 그런 발효 단무지를 먹어야 하는데 우리가 시중에서 접하는 초절임 단무지와 피클은 좋은 식초를 쓰지 않고 있다. 가뜩이나 나쁜 식초로 만든 노란 단무지에 또 주정식초를 뿌려서 먹으면 설상가상이다.

진료하면서 "식초 드세요"라는 말을 상당히 자주 하는데, 한 달쯤 뒤 체크를 하다 보면 엉뚱한 식초를 드시고 있을 때가 있다. 참 안타깝다. 좋은 식초나 나쁜 식초나 같은 식초라는 이름을 쓰는 것을 방지할 방법은 없을까?

식초의 효능

식초의 효능은 너무 많아서 책으로 한두 권씩 써야 할 정도다. 간단하게 정리하자면, 식초를 만드는 모든 재료의 효능을 극대화한다고 보면 된다. 사과 식초는 사과의 효능이 최고로 발휘된다. 사과 한 알을 매일 먹으면 의사 만날 일이 없다는 속담이 있다. 그만큼 사과는 건강 과일의 대명사다. 사과의 펙틴은 소화효소를 도와서 속을 편하게 하면서 콜레스테롤을 없애며 칼륨 성분은 나트륨 배출을 돕는다. 칼륨이 풍부해 혈압 조절할 수 있으며 비타민도 상당히 풍부하다. 이런 사과 자체의 영양소를 온전히 몸속으로 전하는 것이 사과 식초다.

미국의 버몬트 주에서 시작된 버몬트 요법은 매일 사과 식초를 마신 사람들이 순환기계 질환이 현저하게 줄었다는 데서 출발한 식이조절 방법이다. 다른 과일과 곡식들도 마찬가지다. 포도는 안토시아닌, 레스베라트롤 등 폴리페놀 성분이 풍부하다.

프랑스인이 미국인과 영국인 못지않게 고지방 식이를 하면서도 와인 덕분에 심장병에 덜 걸린다는 프렌치 패러독스에서도 볼 수 있는 것처럼, 포도의 효능 때문에 포도를 술로 만든 와인을 마셔도 심장병이 훨씬 줄어들고 심혈관계의 질환에 도움을 받는다고 한다. 식초는 와인보다 훨씬 더 효능이 좋을 뿐만 아니라 술을 마시지 못하는 사람도 마실 수 있고 알코올에 의한 위험조차 없다. 현미식초는 현미의 아미노산의 효능을 얻을 수 있어서 피부에 좋고 감식초는 비타민C를 공급받는 데 최상이다.

이쯤 되면 식초가 왜 그렇게 몸에 좋은지 궁금해진다. 재미난 것은 식초를 영양학적으로 분석하면 칼로리는 0으로 나타나고 대부분 영양이 없다는 사실이다. 그러면 효과가 안 나야 하는데, 오히려 온갖 효능은 최상이라니 신기하다. 내가 알기 쉽게 설명하는 방식은 영양소의 수준이 분자 이하의 나노 수준 이하로 쪼개지기 때문이라고 말을 한다. 그래서 소화기에 무리를 주지 않고 몸에 흡수되는 속도가 훨씬 빠르게 된다.

음식을 먹게 되면 일차적으로 소화기관을 거치면서 이 음식이 우리 몸에 흡수되어야 할 것인지 아닌지가 나뉘게 된다. 흡수되어도 좋은 음식의 영양분이라면 흡수통로의 문이 끼익 하고 열려서 받아들인다. 하지만 흡수되지 않을 것은 차단한다. 차단되는 정도가 심하면 토하거나 체하거나 설사를 해서 바깥으로 몰아내려고 하고, 내부적으로는 알레르기 같은 면역반응을 일으킨다. 이런 여러 가지 작업을 해내려다 보니 소화기관과 해독기관들이 일을 많이 해서 지치게 되기도 한다.

흡수를 잘 시키려면 잘게 쪼개져야 하는데, 입에서 꼭꼭 씹는 것도 중요하고 침과 위산 등에 의해서 흡수되기 좋도록 녹이는 것도 필수적이다. 잘게 쪼개지면 쪼개질수록 소화통로로 들어가기 쉽고 그렇지 않을수록 입구에서 거부당할 확률이 높다. 큰 분자의 것들은 역시 소화기와 해독기관을 힘들게 한다.

발효 과정은 영양덩어리를 영양소로 분해하고 아주 작은 단위로 잘게 쪼개어 좋은 영양만 흡수되기 좋은 상태로 만드는 과정이라 할 수 있다. 그래서 발효음식을 먹으면 효소활동이 활발해지고 장이 건강해지며 피가 맑아진다고 하는 것이다. 식초는 발효를 몇 번이나 거친 것이다. 술만 해도 몸에 흡수되는 속도가 매우 빨라서 한 잔 하자마자 얼굴이 붉어지고 기분이 달라진다. 술로 만든 재료의 성분이 몸에 흡수되어 반응하는 속도가 빨라서, 좋은 재료로 잘 만든 술은 실제로 약술이라고 부르며 약처럼 처방도 한다. 더군다나 이미 잘게 쪼개졌기 때문에 전혀 몸에 무리가 없다. 소화기관에 억지스럽지도 않고 해독기관을 괴롭히지도 않는다.

아미노산은 단백질의 최소 단위다. 단백질을 먹으려고 고기를 많이 먹으면 소화가 안 되어 속이 부대끼고 독소가 발생해서 알레르기 반응이 일어나기도 한다. 식초에는 아미노산이 분자 이하의 단위로 녹아 있다. 아미노산이 풍부한 식초를 마시면 속이 편하고 굉장히 잘 흡수가 되어서 안전하게 단백질을 만드는 재료를 몸에다 공급할 수 있다.

그래서 면역에 문제를 일으키는 새는 장 증후군을 좋아지게 할 수 있는 음식이 바로 식초다. 장점막을 복구하고 최소한의 부담으로 최대한의 효능을 발휘한다. 신맛으로 기운을 수렴하여 무너진 장점막을 복구할 수 있다. 장 속의 노폐물들을 제거하여 해독하는 데 최상이다. 이것이 한의학에서 바라보는 식초가 면역에 미치는 영향이다. 여기다 식초의 재료에 따른 효능을 덧붙여 이해하면 완벽하겠다.

《동의보감》에서는 식초에 대해 이렇게 전하고 있다.

> 성질이 따뜻하고 맛이 시며 독이 없다. 종기를 없애고 어지러움을 낫게 하며 단단한 조직을 풀어준다. 산후의 어지러움과 여러 원인으로 피를 흘려 모자라서 생긴 어지러움, 가슴앓이, 목구멍이 아픈 것을 치료한다. 물고기나 고기와 채소의 독을 없앤다. 지나치게 먹으면 오장과 뼈를 상할 수 있다. 약으로는 2~3년 된 쌀식초를 써야 좋은데, 그것은 곡식 기운이 많기 때문이다. 밀로 만든 식초는 이것만 못하다.

식초의 재료는 여러 가지이지만 공통적인 효능은 소화기가 좋아지고 변비가 해결되며 혈압이 조절된다는 점이다. 호르몬 균형이 맞아지기도 하고 대사질환에 도움이 되어 당뇨에 도움이 된다. 다이어트에도 좋고 피부미용에도 좋은 것이 식초다. 식초를 만드는 재료에 따라서 개별적인 효능이 더 생긴다. 쌀식초는 아미노산이 풍부하고, 와인식초는 플라보노이드가 많다.

한 번은 기업강의 때 회사 임직원 몇백 명이 모인 자리에서 식초를 소개했다. 나중에 그중 한 분을 우연하게 만났는데, 강연을 듣고 인근 마트에 가서 식초를 알아보니 벌써 그 회사 사람들이 줄지어 사 가서 매대가 텅 비다시피 했다고 한다. 여러분도 아마 지금쯤 식초 사러 가야겠다고 생각하고 있을 텐데, 구하러 가기 전에 어떻게 먹는지는 읽어보고 가시길 바란다.

식초 접하기

예로부터 소염다초(小鹽多酢)라고 했다. 짠맛은 적게, 신맛은 많이 접하면 건강하다는 뜻이다. 지나친 짠맛은 예나 지금이나 경계하는 항목이고, 신맛을 즐기면 젊음을 유지한다는 내용도 변함이 없다. 식초를 자주 음용하다 보면 요령이 생기겠지만, 처음 드시는 분들은 이렇게 하도록 가이드를 드린다. 식초를 원액으로 마시는 것은 거의 복불복 벌칙에 걸린 것이나 다름없다. 처음 맛을 볼라치면 아마 내 얼굴에 이렇게 많은 표현을 할 수 있나 싶을 정도로 다양한 표정을 지을 것이다. 하지만 그러다 점차 식초의 맛을 알고 나면 하루 식초를 안 마시면 섭섭할 수도 있다.

공복이든 밥을 먹고 나서든 크게 상관이 없지만 처음 마실 때는 식후에 마시기를 권한다. 공복에 마시면 충격이 조금 더 크니 위염이 있어도 문제가 될 것은 없지만, 처음에는 살짝 부담스러울 수 있다. 하지만 익숙해지면 공복도 상관이 없을뿐더러 위염도 더 좋아질 수 있다. 위염 때문에 부담스러운 사람은 초콩이나 초절임 등으로 먼저 익숙해진 다음에 서서히 식초 음료을 시도해보자.

물 100밀리리터에 식초 10밀리리터 정도. 다시 말해서 10:1의 비율부터 시작해서 서서히 10:3 정도까지 늘려나간다. 머그잔 한 잔 정도의 물에 소주잔 반 잔 정도의 비율이면 적당하다. 거기다 꿀이나 효소액 조금 곁들이면 환상적인 맛을 느낄 수 있다.

식초가 익숙해지면 식초, 꿀, 물을 1:1:5 비율로 마셔보길 바란다. 엄지를 척 올리며 맛에 감탄할 것이다. 온도는 따뜻하든 상온이든 크게 관계없다. 편하게 느껴지는 온도면 좋다. 면역을 위해서는 일부러 차게 마실 필요는 없지만, 식초 자체의 성질이 따뜻한 편이라서 그런지 시원하게 마시면 더 맛 좋은 음료가 된다. 식초는 이렇게 적당하게 입맛에 맞게 희석하기만 하면 언제든지 즐길 수 있다. 그리고 건강에 더할 수 없이 좋으니 이제 식품첨가물 음료수의 걱정에서 벗어나시길 바란다.

식초는 각종 샐러드에 드레싱으로 뿌릴 수 있다. 여러 가지 재료를 함께해서 드레싱을 맛있게 만들어서 먹자. 각종 채소를 식초에 담갔다가 보관한 후 충분히 스며들면 맛있는 피클로 먹을 수 있다. 또 여러 짠 음식에 일부는 소금을 일부는 식초를 함께 곁들이면 짠맛도 줄 뿐더러 풍미가 확 살아난다. 각종 면 음식에 식초를 뿌리면 면발도 탱탱해지고 소화작용도 도와준다. 찬 음식인 냉면을 먹을 때 식초를 곁들이는 이유는 면발을 맛있게 만들 뿐만 아니라 살균 효과로 식중독도 예방할 수 있기 때문이다.

마지막으로 면역에 좋은 음식으로 식초를 이용한 초콩을 들고 싶다. 콩에 식초를 흡수시켜 이 콩을 먹는 방법인데, 콩 자체의 뛰어난 영양성분을 식초를 통해서 몸속에 쑥쑥 집어넣을 수 있다. 초콩이 영양균형도 맞추어 주고 해독 효과도 있기 때문에 다이어트 음식으로 그만이다.

- 쥐눈이 콩(서목태)을 구해서 깨끗이 씻은 후 물기를 제거한다.
- 한 번 살짝 볶아주면 나중에 비린 맛도 없어져 더 좋다.

- 콩과 식초를 1:3~5 비율로 담는다.
- 냉장고에서 1주일 동안 넣어둔다.
- 충분히 불린 콩을 건져내어 만든다.
- 식후 5~10알 정도로 기호에 맞게 먹는다.

식초의 핵심을 알아보는 8문 8답

Q. 어떻게 마실까요?

A. 식초 원액을 먹는 사람은 없을 것 같다. 처음에는 꼭 희석해서 마신다. 앞에서 말한 것처럼 10:1 정도면 무난한데, 각자 기호에 따라서 희석비율을 맞추어 본다.

Q. 언제 마시면 좋나요?

A. 자극적으로 느끼는 경우가 있어서 공복보다는 식후에 권한다. 식사 전후 30분은 물을 안 마시는 것이 좋다. 따라서 식초 음료 역시 식후 30분 정도에 마시도록 한다. 익숙해져서 자극감을 잘 못 느끼면 언제든지 마셔도 좋다. 음식에 뿌려서도 먹자.

Q. 술 느낌이 나는데, 아이가 마셔도 되나요?

A. 술을 만드는 원료와 같지만, 알코올이 분해되어서 무시해도 좋을 만큼만 남아 있기 때문에 안심하고 마셔도 된다. 가끔 처음 드시는 분이 신맛이 강해서 취하는 느낌을 받을 때가 있는데 느낌일 뿐이다.

Q. 저는 식초가 좋다고 해서 식초 음료를 마셔요.

A. 나쁜 식초 편에서 이야기했지만, 그런 양조 식초 외에 식초 맛을 내는 식초 음료도 있다. 식초 함량도 의심스럽지만, 다른 여느 음료수와 마찬가지로 당분과 식품첨가물에서 자유로울 수 없다. 이런 음료수 역시 음료수일 뿐이다.

Q. 어느 정도 마시면 좋을까요?

A. 일반적으로 건강을 챙기는 수준은 하루에 소주잔으로 한 잔 분량을 두 번 나누어 먹도록 한다. 질환에 도움을 받을 정도로 마시려면 소주잔 두 잔 정도를 하루에 마시도록 한다. 물에 희석해서 마셔도 좋고 음식에 뿌려 먹어도 된다. 많이 마신다고 해서 특별한 문제가 생기지는 않지만, 《동의보감》에 따르면 굉장히 지나치면 근육과 뼈를 상한다고 했다. 매일 신맛이 싫어질 정도로 마시는 사람은 없으리라 본다. 모자라면 효능이 없고 지나치면 해가 된다.

Q. 식초를 마시면 뼈가 상하나요?

A. 클레오파트라가 식초에다 진주를 녹여 마셔서 안토니우스의 마음을 뺏었다는 일화가 있다. 식초에 생선뼈나 달걀껍데기를 담가두면 녹는 것 때문에 칼슘을 녹이는 성분이라 생각해서 사람 몸의 뼈도 녹인다고 확대하여 해석한 것에서 오는 오해다. 물론 몸이 좋아지기 때문에 유연해지는 면은 있지만 뼈 자체를 물렁물렁하게 하지는 않는다.

Q. 유통기한은 어떤가요?

A. 공기와 접촉이 적으면 2~3년도 상하지 않는다. 하지만 공기와 접촉하면 상할 수도 있으니 가급적 6개월 이내 늦어도 1년 이내에는 먹도록 한다. 초산 발효가 계속 일어나면 맛도 영양도 상하게 된다.

Q. 위염이 있어도 마실 수 있나요? 속이 쓰릴 것 같아요.

A. 위염이 있으면 처음에 살짝 부담스러울 수 있다. 트림이 나거나 쓰린 느낌이 생기기도 한다. 이럴 때는 희석비율을 더 늘려준다. 보통 사람들은 처음에 10:1로 희석하는데, 위염이 있으면 20:1로 시작해서 서서히 늘려주면 된다. 그리고 식후에 마시게 되면 그나마 위를 보호할 수 있다. 꾸준히 마시면 위염에도 좋은 작용을 한다.

2. 과일 껍질까지 먹자

채소와 과일의 껍질을 먹어야 한다는 사실은 이제 건강상식에서도 기본에 속한다. 그런데 실천하고 있는지 물으면 머쓱해할 사람이 많다.

왜 껍질째 먹어야 할까? 모든 생명체는 스스로를 보호하기 위한 장치가 있다. 생명에 위협을 느낄 만한 요소들은 다양하다. 햇빛은 생명유지를 위한 필수 요소지만, 지나치면 자외선에 의한 영향으로 피부에 이상을 일으킬 수 있다. 사람은 멜라닌 세포를 조절해서 자외선의 영향을 최소화하게끔 되었다. 어떤 동물은 잡아먹힐 것을 대비해 보호색이 발달했고 어떤 동물은 적들을 피하고자 고약한 냄새를 풍긴다. 그나마 동물은 이동할 수 있기 때문에 위협을 적극 피할 수 있는 편이다. 하지만 식물은 한 번 자리를 잡으면 평생 그 자리에서 온갖 위험을 헤쳐나가야 하는 운명이다.

식물은 수많은 곤충과 동물의 먹이가 된다. 그걸 최대한 피하려고 쓴맛을 내기도 한다. 햇빛이나 비나 눈 등 자연의 변화가 식물의 생장에 도움이 되지만 어느 정도는 보호해야 한다. 그래서 식물의 겉부분은 볕을 받아 광합성을 하기에도 최적화되기도 했지만, 보호하기 위한 능력도 탁월하다. 곤충과 동물의 먹이가 되는 것을 방지하기 위한 방어물질은 꽤 독할 때도 있다. 독버섯이나 자극이 강한 어떤 식물들은 먹으면 몸에 이상 반응이 오기도 한다. 하지만 사람은 자연의 이치를 깨달아서 이러한 식물조차 약으로 활용할 방법을 찾았다. 그것이 바로 약초학으로 한의학에서 수천 년 동안의 지혜를 축적해 놓았다. 독초가 약초로 변신하는 순간이다. 이런 강한 성분이 있는 약초는 전문적인 지식을 공부해야 우리 몸에 이로운 방법으로 쓸 수 있으니 전문가의 처방에 맡기는 것이 최선이다.

자연의 변화를 이겨내기 위한 정도의 방어물질은 꽤 순한 편이다. 식용으로 분류되는 수많은 채소와 과일은 손쉽게 먹어도 될 정도의 순한 독을 가지고 있다. 그 정도의 성분을 우리는 항산화 성분이나 식물성 영양소라고 부른다. 우리 몸에서는 영양소로 작용한다는 뜻이다. 특히나 사람은 다른 동물에 비해서 인체 내에서 스스로 합성할 수 있는 영양소가 적기 때문에 꼭 자연에서 일부러 섭취해야 할 것들이 많다. 그러한 필수영양소를 항산화 성분에서 보완할 수 있다.

철이 녹슬면 시커멓게 변한다. 이것을 산화라고 한다. 생명체는 태어나고 살고 죽는 생로병사의 과정이 있다. 무생물인 철도 녹이 스는 것처럼 생명체는 당연히 산화 과정을 맞이한다. 사람들은 이 산화 과정을 노화라고 부른다. 하지만 철의 생명을 좀 더 연장시키는 방법이 있다. 겉면에 얇은 막을 덮어주는 것이다. 그러면 웬만한 비가 내려도 잘 녹슬지 않는다. 이렇게 산화 반응을 막아주는 식물 속에 있는 물질을 통틀어서 항산화 물질이라고 부른다. 과일 겉면에 있는 아주 얇은 막 하나가 항산화 역할을 해서 과일 전체를 보호한다. 껍질 한 부분만 상처가 나도 금방 전체가 산화가 일어나고 곧 썩는다. 과일에서 과육이 99퍼센트를 차지하고 껍질이 1퍼센트의 부분을 차지한다면, 극단적으로 말하면 영양소는 껍질에서 90퍼센트 이상이고 과육에서 10퍼센트 이하라고 생각할 수 있다.

비타민의 존재를 알게 된 이후로 수백 년 동안의 연구로 엄청난 항산화 물질들이 발표되었다. 우리가 익히 들어본 비타민, 미네랄, 그 외에 수백 가지의 식물성 영양소들이 그것이다. 식물이 단순히 맛이 있기 때문에 반찬으로 먹는 게 아니라, 모두가 항산화 물질로 작용해서 인체에서 의미 있는 작용을 한다는 것도 알게 되었다.

한의학에서는 모든 식물이 약초라는 말이 있다. 그 말처럼 모든 식물이 저마다 가진 물질이 사람에게 약이 되는 작용을 한다.

화학적으로 실험실에서 합성되어 많은 것을 약이라고 부르는 것은 나 같은 자연요법으로 치료하는 사람에게는 아이러니한 이야기다. 약은 사람 몸에 도움이 되어야 한다. 이런 약초에서 나오는 천연적인 성분으로 인체에 무리가 거의 없이 이롭게 작용하는 것이 '약'이 아닐까? 화학적인 합성제품은 그 순간은 모면하지만 장기적으로 몸에 투여하다 보면 반드시 문제가 생긴다.

물론 응급상황, 전염병, 항생 등 인류의 위협적인 순간을 넘기게 해준 수많은 제품의 발견은 찬사를 받을 만하다. 하지만 현재 임상 현장에서 무차별하게 투여되는 현실은 환자의 건강을 생각하는 의사인 입장에서 상당히 우려되는 바다. 천연적인 약과 대비되는 말이 있어야 투여받는 환자분들도 경각심이 생길 것이다. 그런데 화학제품도 약이라고 해버리니 마치 우리 몸에 도움이 될 것처럼 여기게 된다. 그래서 이 단어를 대체할 말이 나왔으면 좋겠다.

원래 항산화 물질이 식물을 보호하기 위한 성분이다 보니 가장 많이 들어 있는 부분은 겉부분이다. 채소들은 껍질째 먹는 것이 일반적이라 단순히 채소를 먹기만 하면 된다. 하긴 일부러 건강을 챙기는 사람들만 채소를 먹는데 이제 이 책을 읽는 사람들 모두 채소는 좀 챙겨 먹자. 기본적으로 한 끼 식사의 70퍼센트는 채식이 위주가 되어야 한다. 껍질에서 문제가 되는 것은 과일이다. 과일 속의 과육 부분이 맛이 있다 보니 껍질을 잘라서 버리는 경우가 많다. 이렇게 먹다 보면 몸에 이로운 부분은 쏙 빼서 버리고 영양분만 잔뜩 섭취하게 된다.

실제 과일을 먹고 난 직후에는 당 수치가 팍팍 올라가는데, 이렇게 당만 섭취하면 조절이 안 되어 몸에 문제가 일어날 수도 있다. 간혹 "난 건강을 위해서 과일을 챙겨 먹어요"라고 하는 분들을 자세히 관찰해 볼 때가 있다. 껍질을 잘 깎아서 먹거나 갈아서 먹거나 하는 건 항산화 물질을 섭취하지 않고 맛있는 성분인 당과 영양만 들어오게 된다. 과일에서 항산화 성분의 거의 대부분은 껍질에 몰려 있다. 그러니 반드시 껍질을 함께 먹어야 한다.

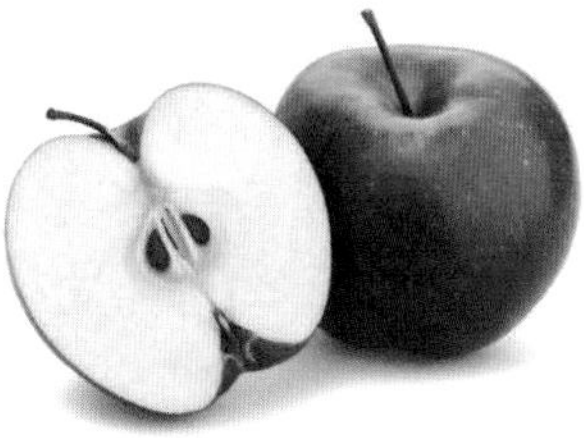

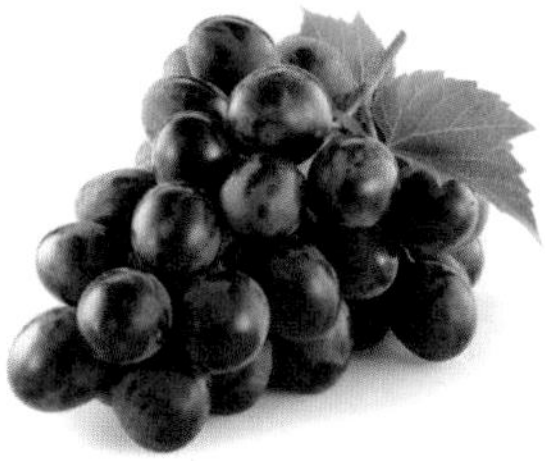

사과에는 퀘르세틴이라는 항산화 물질이 있어 항노화 작용을 하고 조직 손상을 방지한다. 풍부한 칼륨은 혈압을 조절하기도 하고, 풍부한 펙틴으로 장운동도 원활하게 해준다.

포도는 레스베라티올이라는 강력한 항산화 물질로 유명하다. 심혈관계에 작용하여 심장과 혈관을 건강하게 해주는데, 특히 포도 껍질에 많다. 적포도주가 건강에 좋다는 것은 껍질째 만들었기 때문이다. 물론 적당히 마셨을 때다.

슈퍼푸드로 알려진 토마토는 라이코펜이라는 항산화물질로 유명하다. 혈관 내의 노폐물을 제거하여 심장과 혈관을 튼튼하게 해주면서, 동시에 전립선에도 좋은 작용을 한다. 풍부한 비타민K는 뼈도 튼튼하게 해준다.

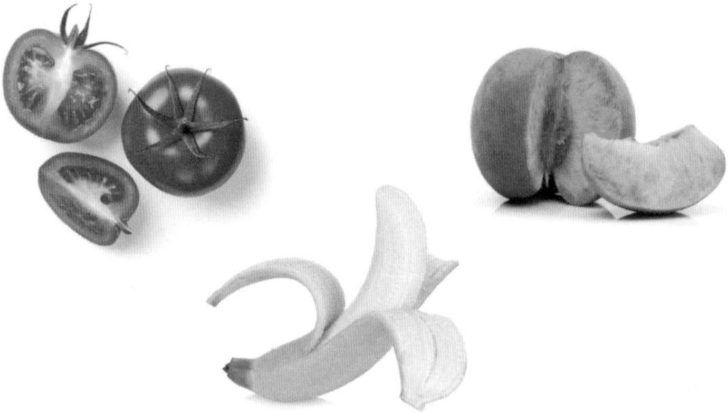

복숭아는 항암효과가 있는 베타카로틴 등 여러 유기산, 비타민, 미네랄이 풍부한 과일이다. 복숭아 씨앗은 '도인'이라는 한약재로 어혈 질환에 아주 중요하게 쓴다.

운동선수들이 격한 운동 후 체력 회복을 위해서 먹는 과일이 바나나다. 열량이 일반적인 과일에 비해서 같은 무게당 두 배 가까이 높기 때문이다. 바나나 껍질은 먹기 어렵지만 안쪽 부드러운 부분은 긁어서 충분히 먹을 수 있다. 바나나의 성분 중 하나인 트립토판은 기분을 좋게 해 주는 세로토닌의 전구물질이다. 풍부한 칼륨 역시 기분전환에 중요하고 또 동시에 혈관을 맑게 해 준다. 몸과 마음에 모두 좋은 과일인 셈이다. 모든 과일 껍질에는 섬유질이 풍부해서 장운동에 좋다.

껍질을 먹자. 우리의 식탁에서 반드시 지켰으면 하는 부분이다.

"저는 몸 관리를 위해서 여러 가지를 신경 쓰는데 자꾸 아파요."

이런 분들은 위의 사례처럼 지식이 많긴 한데 실천하는 모습에서 중요한 것을 빠뜨리는 것을 종종 보곤 한다.

어릴 때부터 껍질을 먹도록 해야 한다. 아이들의 식단에 껍질을 자꾸 빼버리면 과일은 당연히 과육만 먹는 것으로 여기게 된다. 그리고 껍질이 씹기가 편치 않기 때문에 더 싫어하게 된다. 항산화 물질의 특성상 맛도 과육에 비해서는 없는 편이다. 달기보다는 쓴맛에 가깝다. 꼭꼭 씹고 약간 쓴맛도 즐길 줄 알게 되는 건 어릴 때부터의 습관이 만든다.

주변에 널린 약을 버리고는 몸이 산화되도록 놔둔다. 산화가 오래되어 문제가 생기면 그때 합성화학 제품으로 막음을 하는 악순환을 되풀이한다. 약을 약이라 하지 않고 일시적으로 고통을 잊게 하는 것을 약이라 부르는 오류가 과일 껍질을 버리는 것부터 기원한 것 같다.

3. 속껍질까지 먹자

식물의 껍질이 좋은 건 알겠는데 간혹 먹기 어려운 것들이 있다. 그리고 먹을 만하더라도 식감 때문에 많이 꺼리게 되는 경우가 있으니 이 두 가지를 해결해 보자.

현미가 좋다는 사실은 언론과 여러 정보를 통해서 많이들 접했을 것이다. 그럼에도 아직도 우리가 편히 찾는 식당에서는 백미 밥만을 내놓는 것은 이해하기 어렵다. 식당 문화를 바꾸어야 한다. 백미밥뿐만 아니라 현미밥이나 잡곡밥도 선택할 수 있도록 해야 한다. 그래서 입맛을 다양하게 만들자. 건강도 챙기고 입맛도 다양하게 만들면 일거양득이다. 물론 식당 업주분들의 육체적인 고충과 경제적인 상황도 개선이 되어야겠다는 생각도 동시에 든다.

각설하고, 현미는 몇 퍼센트까지를 깎아서 찧느냐에 따라서 식감이 달라진다. 그냥 껍질이 그대로 있는 현미가 있다면 이 껍질 부분을 50퍼센트 깎으면 5분도라고 할 수 있다. 보통 우리가 먹는 하얀 백미는 10분도 이상 11분도 정도이다. 식감도 있고 영양소도 챙기려면 5분도 혹은 양보해서 7분도 정도라면 좋겠다. 완전 100퍼센트 현미는 정말이지 꼭꼭 씹어 먹어야 하고 식감도 까끌까끌해서 엄청나게 힘들다. 소화하기 어렵다 보니 때로는 위장이 안 좋은 분들에게는 오히려 나쁜 작용을 하기도 한다. 현실과 타협하면서 좋은 접점이 있다면 그 정도는 실천하면 더 좋은 습관이 될 수 있다.

9분도 이상의 백미는 맛이 굉장히 달다. 이 단맛을 느끼려고 백미 밥을 먹는 것인데 그 이상으로 단맛을 느끼는 방법이 있다. 쌀의 껍질뿐만 아니라 백미 부분도 깎고 또 깎아서 안의 영양 중에서도 핵심만 빼고 그것도 모자라 발효를 시켜서 농축된 엑기스만을 모은 것인데, 이것이 바로 술이다. 그래서 술에서 달달한 맛이 나는 것이다. 현미는 꼭꼭 씹어서 갈고 빻은 후 힘들게 소화해 에너지로 만든다. 술은 홀짝 삼켜서 속에 들어가면 순식간에 피로 흡수되어 에너지가 된다. 오랜 과정을 거친 영양은 우리 몸에서도 오래 남아서 활동을 하게 한다.

술은 순식간에 힘을 내게 하지만 곧바로 그 힘이 없어져 버린다. 천천히 내는 에너지는 몸과 두뇌에서 긍정적인 기운이 나게 한다. 술은 자칫 조금만 지나쳐도 몸을 상하게 할 뿐만 아니라 정신마저 해칠 수 있다. 쉽게 얻는 영양과 급속도로 올리는 당분의 영향이 오히려 나쁠 수도 있다는 것을 보여준다. 술의 긍정적이고 좋은 면 그리고 약으로 쓸 정도의 습관은 절제된 생활습관이 우선시되어야 한다.

속껍질을 먹는 것에 대한 여러 가지 예를 살펴보자. 밤을 먹고 싶은데 밤껍질을 먹자니 딱딱하고 씹히지도 않는다. 다른 견과류도 마찬가지다. 견과류는 딱딱한 껍질이 먼저 떠오른다. 이것을 먹으라고? 아니다. 이 정도의 껍질은 굳이 먹을 필요가 없다. 이 껍질에도 항산화 물질이 있긴 하지만 정말 약이 되는 부분은 바로 안쪽 껍질이다. 밤을 보면 한 번 겉껍질을 벗겨 내고 과육 부분에 딱 달라붙어 있는 속껍질이 있다.

바로 이 부분이 한약재로 쓰는 '율피'다. 밤은 소화기관을 건강하게 해서 소화력을 돕고 위장을 편하게 해주는 효능이 있다. 이러한 효능이 가장 강하게 제대로 발휘되는 부분이 바로 이 속껍질 율피 부분이다. 이 부분을 따로 떼서 먹어보면 꽤 맛이 쓰고, 떫은맛도 느껴진다. 그래서 율피를 약재로 쓸 경우가 아니라

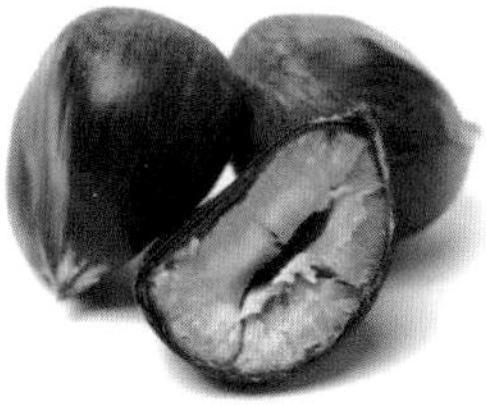

밤은 영양소들이 골고루 들어 있어 영양을 보충하는 데 제격이다. 그중 소화기를 좋게 하여 위장 기능과 장 기능에 도움이 된다. 소화력이 활발해지고, 아랫배를 따뜻하게 해주어 설사나 배탈이 났을 때에도 좋다.

가정에서 먹으려면 과육과 함께 쓰면 좋다. 율피를 자잘하게 썰어서 밥을 지을 때 밤과 함께 넣으면 맛도 건강도 챙길 수 있다. 그리고 겉껍질을 대충 설렁설렁 쳐내고 전체를 오도독 씹어 먹는 것도 맛있다. 밤을 쪄 먹으면 긁어먹을 때 율피도 함께 떼서 먹어보자.

귤이나 오렌지를 먹을 때면 속껍질마저 일일이 떼어 내서 안에 들어 있는 자잘하고 과즙이 꽉 찬 알맹이 부분만 먹는 분들이 있다. 순수한 알맹이의 감촉과 그 속에서 톡 터지는 단맛만 쏙 빼 먹고 싶은 모양이다. 하지만 그것 역시 맛만 취하고 영양소는 버리는 오류다. 그렇다고 껍질을 먹기는 좀 고역이다. 귤도 마찬가지로 벗길 때 그물망 같은 속껍질 속에 좋은 성분이 많다. 그러니 일부러 긁어서 먹지는 않더라도, 딸려 나오는 부분을 일부러 떼 내지는 말아야 한다. 거기다 과육을 싸고 있는 얇은 껍질은 당연히 먹는 게 좋다. 과즙을 내서 주스로 먹는 과정도 마찬가지다. 주스로 마시면 맛 나는 부분을 마실 수는 있어도 껍질에 있는 부분을 모두 버리는 것과 마찬가지다. 진짜 영양이 어디에 있는지 곰곰이 생각해 보자. 해독하기 위해서 아침에 주스를 마시는 풍토가 유행한 적이 있는데 그런 면에서 검토해야 할 문제가 몇 가지 있다.

비타민C 하면 레몬을 떠올릴 수 있는데, 이 또한 과즙보다 껍질에 훨씬 더 많이 함유되어 있다. 그래서 비타민C를 제대로 먹으려면 껍질까지 함께 먹을 수 있어야 한다. 레몬의 껍질을 꽉 짜서 나오는 과즙을 모아서 스티로폼 위에 떨어뜨리면 스티로

폼의 겉면이 녹기까지 한다. 산과 함께 항산화 성분이 강해서다. 음식으로 레몬 껍질을 먹기는 좀 고역이 아닐 수 없다.

그래서 제안하는 대안 중 하나가 레몬 정유를 모은 에센셜 오일(아로마)을 잘 선택해서 마시는 것이다. 에센셜 오일을 아주 잘 만들어 먹을 수 있는 정도인 퓨어 등급(메디컬, 클리닉 등급)의 품질로 나온 제품들이 있다. 레몬 에센셜 오일은 껍질을 압착해서 만든다. 그런 정유를 물에 타 마시면 껍질의 항산화 성분을 섭취할 수 있다. 잘 제조된 레몬 에센셜 오일 한 방울은 레몬 껍질 10개에 맞먹기도 한다. 에센셜 오일은 흡입하거나 바르거나 여러 가지 방법으로 쓸 수 있다. 레몬 오일은 피부에 미백작용도 있으니 고운 피부를 가지고 싶은 분은 꼭 기억하자.

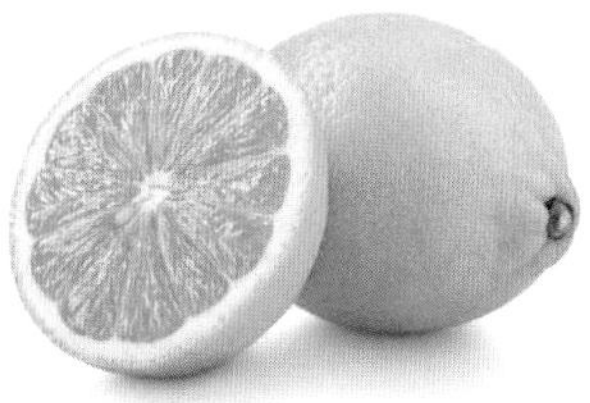

레몬 하면 비타민C가 딱 떠오른다. 사람 몸을 노화시키는 산화 과정을 막아주는데, 가장 기본이 비타민C다. 기운이 나게 하고 조직재생과 복구를 도와주는 효능이 있다.

수박을 먹을 때 빨간 부분만 파먹고 버리진 않는가? 맛있고 달콤하면서 과즙이 줄줄 흐르는 빨간 부분을 먹고 나면, 맛이 느껴지지 않고 과육에 비해 단단한 하얀 속껍질이 남는다. 대부분 이 부분은 먹지 않고 빨간 과육까지만 먹고 버린다. 하지만 이 하얀 부분에 약용성분이 모여 있다. 한약재에서는 이 부분의 이름을 서과상(西瓜霜)이라고 해서 약으로 쓴다. 치솟는 열을 내리는 데 탁월한 효능이 있다.

피부가 햇빛에 발갛게 익을 때 붙이는 민간요법처럼, 열사병이든 속열이든 열이 위로 올라서 속이 답답할 때 서과상이 효과를 발휘한다. 속껍질에 각종 비타민과 미네랄이 더 많이 함유되어 있으니 이제 맛난 과육과 함께 흰 부분도 꼭 같이 먹어보자. 맛이 좀 부족한 것이 사실이니 과육을 자른 다음 속껍질을 먼저 먹고 그다음에 과육을 먹으면 어떨까? 속껍질을 잘게 채 썰어서 고춧가루와 식초를 살짝 뿌려 나물로 무쳐 먹으면 예상외로 먹을 만한 반찬이 된다. 고춧가루와 식초를 곁들여서 자칫 차가워지기 쉬운 성분을 보완하게끔 전해진 것 같다.

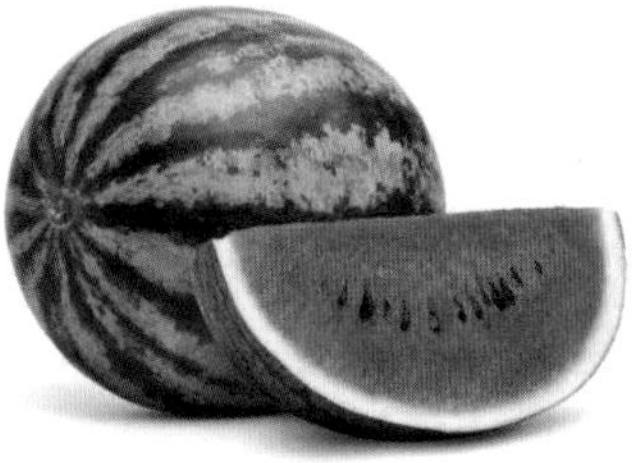

수박 껍질에는 이뇨작용을 돕는 성분이 풍부하고 체내의 열을 식혀 준다. 수분대사가 좋아지고 더위 먹었을 때 수박껍질을 먹으면 금방 기운을 회복할 수 있다.

양파의 겉껍질을 벗겨 내면 안쪽에 약간 불그스름한 속껍질이 나오고, 이 속껍질을 까면 하얀 양파가 나온다. 양파의 성분 중에서 대표적인 두 가지가 하나는 퀴세틴이고 다른 하나는 황화 알라닌인데, 황화 알라닌은 하얀 과육 부분에 많지만 퀴세틴은 껍질에 훨씬 많다. 만약 양파를 즙을 내거나 국에 끓여서 육수를 얻겠다고 한다면 이 부분까지 함께 넣어 끓여내는 것이 좋다.

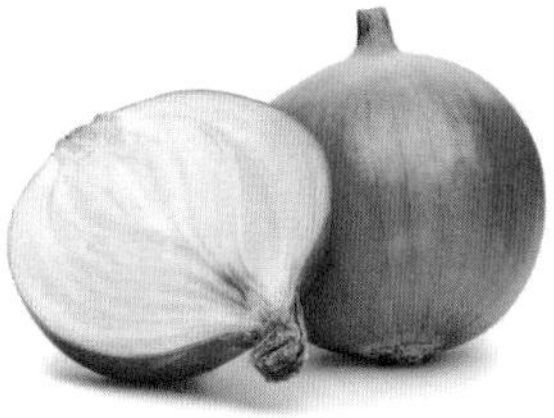

양파에도 퀘르세틴이 많아 항산화 능력이 뛰어나다. 또 황화 알라닌 성분은 피로를 회복하면서도 심신안정의 효과까지 있어 면역력을 좋게 하는 아주 좋은 음식이다.

이제 채소와 과일을 만나면 아마 보이는 것이 전과 조금 다를 것이다. 막연히 껍질은 칼로 도려내서 먹어야 한다고 생각하던 분들은 당장에 습관을 바꾸어 보자. 농약이 걱정이라면 잘 씻으면 된다. 소금이나 식초로 깨끗이 씻는다. 유기농 식품을 구해도 되겠다. 하지만 껍질이 맛도 없고 씹기도 불편해서라는 핑계를 하고 있던 분들은 이제 속껍질로 눈을 돌려 보자. 예상외로 맛있고 먹을 만하며 먹을 방법을 찾을 수 있다. 몸에 아주 좋다고 하는데 이 정도 먹는 것쯤이야!

4. 따뜻한 물을 마시자

"마트에 가면 가족의 건강을 위해서 100퍼센트 무가당 주스를 사요. 과일을 먹을 시간이 없으니 이렇게라도 먹어야 할 것 같아요. 건강을 생각해야 하니 100퍼센트인 무첨가 그리고 설탕이 적어야 하니 무가당을 고르죠."

가족의 건강을 지키기 위해 신경을 쓰는 주부 분과 대화를 할 때는 그 나름의 프로의식이 느껴진다. 사실 이렇게 하기가 상당히 어려운데, 다행히 법이 많이 바뀌어서 먹거리에 대한 정보가 '적당히' 밝혀져 표기하고 있으니 참고하게 된다. 그런데 한의사로서 마음에 걸리는 부분은 바로 '적당히' 표기가 되어 있는 '마케팅' 속에 숨은 이면이다.

식품첨가물에 대한 책과 자료들을 읽어보면 말 그대로 먹을 게 없는 것 같다. 우리가 바로 사서 먹을 수 있는 거의 모든 음식에 식품첨가물이 들어 있다. 아이들이 먹게끔 생산한 과자나 아이스크림 등은 색소와 첨가물 덩어리인 것이 생각보다 많다. 설마 아이들 먹는 것에 못 먹는 것을 넣었을까 하는 마음이라면 당장에 과자 겉면의 표기를 읽어보기 바란다. 그리고 기왕이면 좀 더 세밀하게 알아보기를 권하고 싶다. 첨가물 없이 만들었다고 하면 가격이 엄청나게 비싸서 구매를 망설이게 하니 또 절망이다. 왜 뭔가를 더 첨가해 넣은 것이 더 쌀까?

이런 음식 아닌 음식을 먹고 아파하는 아이들이 늘고 있다. 소비자들은 아무런 의심 없이 아니 오히려 브랜드를 신뢰하면서 사 먹는다. 당장 해가 나타나지 않는 튼튼한 사람들도 축적된 것에 의해서 언젠가는 어떤 식으로든 문제가 발생한다. 그때는 이해를 못 한다. 왜 내가 아프지? 아플 당시에 검사를 아무리 해봐도 이유를 밝히지 못하는 경우가 허다하다. 큰 원인이 있다면 기억을 해내겠지만, 생활에서 아주 미세하게 나에게 침투된 것들이 쌓인 것은 원인이라고 생각조차 하지 못하게 만든다. 이런 음식 아닌 음식을 볼 때마다 "왜 세상은 아픈 사람들을 만들어서 의사들을 도와주려고 안달일까?" 하는 생각을 해보곤 한다.

무가당은 당을 첨가하지 않았다는 말이긴 하다. 하지만 그렇다고 해서 다른 것을 안 넣었다는 말은 아니다. 그저 법적으로 문제가 되는 당을 첨가하지 않았다는 말일 뿐이다. 무지방 우유라는 함정에 빠져서 그 우유를 마시면 살이 안 찔 것 같은 생각이 든다. 코카콜라 라이트를 마시면 왠지 건강하게 콜라를 마실 것 같다. 하지만 무가당, 무지방, 라이트한 모든 것에 표기를 안 해도 되는 다른 당분과 식품첨가물이 들어가 있다. 그래야 단맛이 나고 며칠 안 먹으면 생각이 나게 되며, 생각하면 입맛이 당기게 되어 다시 구매하게 된다.

오렌지를 까서 주스를 만들어 보자. 그냥 실온에 놔두면 몇 시간이나 그 상태를 버티는지 한 번쯤 관찰해 볼 필요가 있다. 사과를 껍질을 벗긴 채 실내에 놔두면 불과 몇 시간 뒤면 색깔이 변한다. 주스를 내린 후 몇 시간 지나면 첫맛에 비해 살짝 변한 것을 알 수 있다. 마트에서 산 주스가 이런 것을 본 적이 있는지? 냉장고에 두긴 했겠지만 오늘 뜯으나 내일 뜯으나 심지어 한 달이 지나도 똑같은 맛을 유지한다. 무언가를 첨가하지 않고 이렇게 만들 수가 없다.

식품 판매대에 진열된 과일들 앞에서 이게 좋을지 저게 좋을지 한참을 고민한다. 재수가 좋으면 달콤하고 맛난 것을 고르지만, 재수가 없으면 시큼하고 살짝 덜 익은 과일을 만날 수 있기 때문이다. 각각의 과일들마다 맛이 차이가 난다. 주스를 내려 먹으면 당연히 그에 따라 맛도 달라진다. 그런데 마트에서 파는 주스는 항상 같은 맛이다. 이 통에 든 것과 저 통에 든 것이 모두 똑같다. 어떻게 그렇게 정확히 맛을 맞추는지 신기할 정도다. 자연적인 것은 만들 때마다 맛이 제각각이다. 재료도 다르고 만드는 환경도 다를 수 있기 때문이다.

마트에서 무언가 마실 것을 사게 된다면 그냥 물을 사는 것이 좋겠다. 어릴 때는 우리나라의 물이 가장 좋다고 배웠는데 어느 샌가 우리도 물을 사 마시는 것이 당연해졌다. 어쨌든 안심하고 마실 수 있는 물이 있다는 것 자체가 고마운 일이다. 물이 몸 건강을 위해서 꼭 필요한 건 누구나 안다. 면역의 3대 요소 중에서 혈액이 맑아지고 순환에 신경을 쓴다면 꼭 물에도 더 신경 써야 한다. 식품첨가물을 경계하는 것도 피가 탁해지기 때문이다.

몸에서 수분이 차지하는 비율이 70퍼센트 정도다. 물이 혈액을 만드는 주재료가 된다. 깨끗한 피는 맑은 물에서부터 시작한다. 혈액순환에서 아주 중요한 것이 말초혈액순환인데 말초까지 혈액이 잘 도달하기 위해서도 물이 충분히 있는 것이 매우 중요하다. 몸에 물이 모자라면 말초의 순환이 잘 안 된다. 또 지나치게 많으면서 자율신경이 안정되지 않으면 말초에서 순환이 잘되지 않아 붓기가 생긴다.

그럼 어떤 물을 어떻게 마실까에 대해서 몇 가지 살펴보자. 물 마실 시점은 갈증이 느껴지는 타이밍까지 안 가는 것이 좋다. 갈증이 느껴졌다는 자체가 말초혈액에 공급이 모자라다는 의미이기도 하다. 그래서 수시로 조금씩 물 보충을 하는 것이 좋다. 식사할 때는 물을 마시지 않는 게 좋다. 밥과 물이 함께 소화기에 들어가면 소화액도 묽어지고 전체적인 비중이 커져서 무거워진다. 잘 안 씹게도 되니 소화가 잘 안 되고 무력해진다. 무거워진

중량 때문에 위하수처럼 소화기관이 늘어나기도 한다.

하루에 마실 총량은 사람에 따라 다르다. 요즘 물을 많이 마시라는 정보 때문에 자신의 몸에 맞지 않게 많이 마셔서 부종이 생긴 사람들도 많다. 한의학에서는 그것을 수독이라 부른다.

영양소를 포함한 수분이 몸 안에 들어오면 진액으로 변해 몸 각 기관을 움직인다. 마치 석유를 뽑아 정제해 만든 휘발유를 차에 공급하는 것과 비슷하다. 휘발유가 엔진에서 힘차게 움직이고, 삐걱거리는 곳에는 기름칠을 해야 한다. 이런 모든 기름처럼 작용하는 것을 진액이라고 부른다. 영양소가 진액이 되어 몸에서 완벽하게 작용하면 최상의 효율이겠지만 가끔 영양소가 지나치게 들어올 때가 있고, 정제과정에서 찌꺼기가 생기기도 하고, 기관에서 활용을 못 하기도 한다. 이렇게 수분대사가 안 되어 진액이 찌꺼기로 된 상태를 한의학에서는 '수독증', '습담', '담음', '담적' 등으로 부른다. 즉, 여러 음식물이 대사가 안 돼 수독증이 생기는데, 그런 와중에 물까지 왕창 들어오면 수독증이 더 심해지는 것이다.

이렇듯 내 몸에서 수분 대사가 제대로 되는지를 체크하고 물 마시는 양을 개개인에게 맞게끔 조절을 해야 한다. 그러지 않고 무작정 물을 많이 마시다 보면 수독증이 생겨서 어지러움, 부종, 만성 소화불량, 무기력, 이명, 장명증, 비만 등 수십 가지 병의 원인이 될 수 있다. 물을 너무 안 마셔도 병, 물을 지나치게 마셔도 병인 것이다.

수분대사가 제대로 되는지 나의 몸 상태를 보고서 아는 방법이 몇 가지 있다.

첫 번째는 입 마름이다. 자주 입이 마르면 물을 마시면 된다. 두 번째는 소변을 본다. 소변이 너무 말갛고 투명하면 물을 적게 조절하고, 진한 노란색이면 물을 더 마신다. 셋째도 소변이다. 물만 마시면 소변을 보거나, 자다 깨서 소변을 보기 위해 일어난다면 줄여야 한다. 넷째는 변비다. 변비면 물을 더 마시고, 무른 변이면 물을 줄인다. 다섯 번째는 땀을 흘릴 때 땀이 찐득하면 물을 늘리고, 지나치게 많이 흘리거나 주르륵 흘리는 상태가 된다면 줄여야 한다.

이렇게 내 몸의 상태를 살펴보고 기준을 잡아서 물 마시는 양을 매일 체크해 그에 맞게끔 조절하는 것이 건강한 물 마시기 습관이다.

내 몸의 에너지가 수분조절을 할 수 있는 만큼의 물만 마시는 것이 좋다. 대체로 1리터에서 1.5리터 사이가 평균인데, 물을 적게도 마셔보고 많이도 마셔보면서 자신의 수분량을 체크해 보도록 하자. 뭐든지 모자라도 병이고 넘쳐도 병이다. 균형이 가장 중요한 요소다.

저녁에 자기 전 물을 한 모금 정도 마시는 것은 자는 동안 심장의 혈액순환을 원활히 하는 데 도움이 된다. 하지만 자기 전 물을 많이 마시고 자면 자칫 소변을 보기 위해서 깨는 불편함도 있다. 그러면 도리어 숙면을 못 취하니 손해다. 심장을 위해서라면 한 모금 정도만으로도 충분하다.

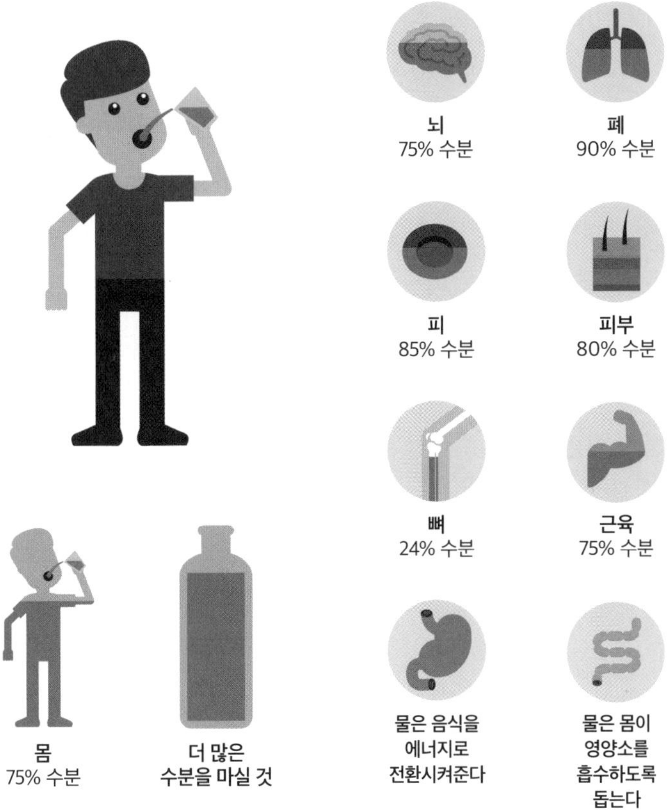

아침에 일어나 찬물을 마시는 것은 한의학에서 금기시하는 항목 중 하나다. 아침에는 양기가 온몸을 돌아서 따뜻한 생명력의 기운을 일깨워야 하는 시간이다. 찬물을 마시면 깜짝 놀라서 정신이 번쩍 들 수는 있겠지만 양기를 해쳐서 장기적으로 볼 때는 생명력을 갉아먹는 행위다. 배변을 위해서 아침에 찬물을 마시라는 정보도 있는데 따뜻한 물을 마셔도 배변 효과는 똑같거나 오히려 더 나은 것 같다. 서양의학에는 체온의 개념이 정확히

확립되어 있지 않다. '기'라는 것이 지금의 과학으로 정의하기가 상당히 어려운 면이 있다. 한의학으로 대변되는 동양의 의학은 '기'의 움직임이 굉장히 중요한 과학적 화두다. 기가 제대로 움직이는지를 온도를 통해서 알 수 있다. 따뜻한 온도일 때가 바로 생명의 기운이 움직일 때다.

그런 면에서 항상 따뜻한 음식과 따뜻한 물만 먹는 것이 좋다. 일부러 데워 먹기가 어려울 때면 상온이라도 좋다. 경계하는 것은 냉장고를 너무 믿지 말자는 것이다. 냉장고가 가져온 주방 혁명은 어마어마한 편리를 가져다줬다. 어떠한 문명의 이기도 잘 활용하면 보배지만 잘못 활용하면 역으로 나를 공격할 수 있다. 본질적인 부분만 놓치지 않으면 된다.

미네랄 워터가 유행이다. 아마도 외국에서 물 좀 마셔봤다는 분들이 가지고 와서 분위기를 만든 것 같다. 전 세계 장수국가의 건강비결을 살펴보면 미네랄과 식물성 영양소를 얼마나 잘 섭취했느냐가 아주 중요한 요소다. 그래서 식단에서 채식을 많이 권하는 것이다. 그런데 항상 마시는 물에 미네랄이 다량 함유되어 있다면 얼마나 좋을까. 미네랄이 풍부한 곳은 히말라야 산맥 같은 고산의 빙하가 녹는 물과 해양의 아주 깊은 곳에 있는 물이다. 해양의 지형도를 거꾸로 놓고 보면 산과 같은 모양이니 그 사실이 재밌기도 하다. 가장 높은 곳과 가장 깊은 곳이 그렇게 연결이 되나 보다. 해양심층수는 아주 심오한 공학적인 개발이 이루어져야 얻을 수 있지만, 빙하가 녹는 물이 있는 근처에 사는 사람들은 자동으로 그 물을 마실 수 있다. 그래서 장수학을 연구해 보면 고산지대에 장수촌이 많이 형성되어 있다는 분석이 나온다.

우리나라의 생수에도 미네랄이 풍부하다. 외국에서 미네랄 물이 많이 수입되고 있는데 큰 차이가 있는지는 의문이다. 하지만 풍부한 미네랄이 함유되어 있다면 오랜 기간 뒤에는 축적된 양으로 인해서 분명 건강에는 긍정적인 영향이 있겠다. 하지만 현실적인 면에서 가격 때문에 고민하게 되는 면도 있다. 그럴 때는 미네랄 제재를 물에다 타 마시는 것이다. 현대에 건강기능식품과 영양제들이 엄청나게 발달해서 미네랄, 비타민, 식물성 영양소를 물에 타서 먹게끔 한 제품들도 많다. 가끔 엄청난 가격대의 투명한 물을 보면서 정말 이것이 건강에 좋을까 하고 의심이 된다면 직접 미네랄을 먹으면서 마시면 해결된다. 물론 프랑스의 어느 곳에서 나왔다는 물의 물통을 자랑스럽게 끼고 다닐 분이라면 예외지만, 물을 안전하게 마실 방법이 바로 약차다.

전통적인 약차 중에서 아주 지혜로운 것이 바로 보리차다. 보리를 살짝 태워서 물에 넣고 끓여 먹었다. 그러면 보리밥을 잔뜩 먹고 나서 속이 그득한 것이 빨리 편해진다. 약차의 종류를 조합해서 각 사람의 상태에 맞도록 처방하여 진하게 마시는 것이 한약이기도 하다. 약초의 미네랄을 성분 분석학으로 보면 끓여서 없애지만 그 속에 든 기운은 온전하게 보충하는 것이 약차다. 내 몸의 상태에 맞고 건강을 더 증진할 수 있는 약초를 잘 선택해서 일상에서 마셔보자. 생각보다 맛도 있고 운치를 느끼면서 마실 수 있다.

5. 채소수프를 먹자

주스를 드시고 싶은 분들은 되도록 직접 주스를 내려 마시자. 주서기는 이왕이면 갈아서 만드는 방식보다 압착해서 만드는 방식을 구입하자. 해독 주스는 꽤 오랫동안 사랑받고 있는데, 한의학 같은 자연 의학을 공부하신 양의사분께서 매스컴을 통해 선파하신 덕분에 많은 분이 채소를 먹는 것에 관한 중요성을 인식하게 되었고, 몸에서 해독이 얼마나 중요하며 아침 시간에 먹는 것이 어떤 의미인지 알게 되었다. 하지만 매스컴의 특성상 아주 자세한 것이 비교 분석되기 어려운 탓에 단순히 갈아 마시는 것만 소개된 점은 안타깝다.

채소와 과일로 주스를 마시는 방법 중에 가장 권위 있게 검증된 방법은 채소수프(야채수프)로 알려진 것이다. 세계적인 암 치료센터에서 행하는 식이요법 중 하나인데, 땅의 힘을 잔뜩 받은 뿌리채소들을 모아서 수프를 만들어 마시는 것이다. 이렇게 하고 나니 면역력이 굉장히 빨리 길러져서 암을 극복하는 데 상당히 도움이 되더라는 임상경험이 많이 나왔다. 주재료는 무, 우엉, 당근 그리고 표고버섯이다. 이 책에서 쭉 설명하는 면역식단에서 가장 중요하게 여기는 부분도 채식의 양을 늘리는 것이다. 채식 중에서 밭에서 나는 채소, 그중에서 땅의 기운을 듬뿍 받은 뿌리채소 위주로 해서 만드는 것이 채소수프다. 어떻게 만드는지 간단히 알아보자.

- 무와 무청, 우엉, 당근, 표고버섯을 구입한다.
- 무 70퍼센트, 우엉 20퍼센트, 당근 15퍼센트, 표고버섯과 무청을 5퍼센트 정도로 구성한다.
- 전체 중량의 3배 정도 되는 물을 붓고, 끓인 후 불을 줄여 졸인다.
- 70퍼센트 정도의 물이 남을 때까지 천천히 졸여서 완성한다.
- 만드는 과정 중에는 가급적 뚜껑을 열지 않는다.
- 일반인 기준 한 번에 100cc 양을 하루 두세 번 마신다.
- 나머지는 유리병에 부어 냉장 보관한다.

한 번 만들어서 마셔 보면 만드는 귀찮음과 함께 두 가지 정도 불편함이 따른다. 하나는 보관이다. 냉장보관을 해도 3일을 넘기면 맛이 변한다. 채소수프를 만들면서 마트에서 파는 음료수가 그렇게까지 오래 보관되는 점에 대해서 다시 한번 생각하는 계기가 된다. 두 번째는 맛이다. 이 맛은 꼭 한 번 경험해 보시라 권하고 싶다. 정말 맛이 없다! 면역력 증진, 항암 효과, 건강 등 이런 동기가 아니라면 먹기가 좀 어렵다. 물론 어떤 분은 먹을 만하다고 하는 분이 있지만 대중적인 맛은 아니다.

아마도 그래서 그 외에 알려진 여러 주스는 과일을 넣기로 했나 보다. 뿌리채소뿐만 아니라 잎채소, 줄기채소 그리고 씨앗도 굉장히 중요한 항산화와 항암 효과가 있다. 일반적으로 우리가 머리에 떠올리는 채소 외에 해초류, 버섯류, 견과류도 비타민, 미네랄, 식물성 영양소의 보고다. 이것들을 잘 조합해서 먹는 것이 내가 주장하는 면역식단의 핵심이다. 그리고 많은 분이 아시다시피 과일은 비타민, 미네랄, 식물성 영양소가 풍부하다. 거기에다 과일은 과육의 달콤한 맛도 있다. 특히 아침 시간에 고급 당분을 적절히 보충해 주면 두뇌 활동에도 도움이 된다.

위의 자료들을 기초로 몸에 도움이 되는 채소와 과일을 적절히 혼합해서 먹기 간편하게 주스로 만들면 유행하는 해독주스, 청혈주스 등이 되는 것이다. 항산화, 항암 효과와 더불어 피를 맑게 하고 영양을 쉽게 흡수할 수 있으면서 맛도 있다.

하지만 좋은 면이 있으면 나쁜 면도 있는 법. 아침 시간에 주스를 벌컥벌컥 들이켜는 것은 자칫 영양을 한꺼번에 올려서 당수치를 높일 수도 있다. 그리고 몸에서 수독이 배출 안 되는 체질의 분들은 더 붓거나 힘들 수도 있다. 해독주스가 유행이라고 따라 했다가 몸이 도리어 더 나빠졌다는 사람들의 이야기를 심심찮게 듣는다.

주스를 내려서 먹는 방법은 몇 가지가 있다. 만약 시간만 있다면 절구질처럼 빻아서 즙을 짜 마시는 것을 권한다. 채소를 모아서 빻는다. 골고루 빻고 찧어서 즙이 나오는 것을 모아 삼베주머니 등을 통해서 즙을 짜낸다. 이 즙과 찌꺼기를 함께 먹는다. 갈아서 마시는 것보다 이렇게 짓이겨 내리는 주스가 더 좋다. 칼날에 의해서 커팅시켜 분쇄하는 것보다 영양소 파괴도 덜 되고 식물성 세포도 보존된다.

채소와 과일을 조합해 끓인 수프, 압착하거나 분쇄한 주스, 달이거나 말리거나 끓여 마시는 차 등 여러 방법을 동원해서 마셔보기를 권한다. 그래서 본인에게 맞는 방법을 찾으면 평생 건강의 자산이 될 것이다. 물론 나는 채소와 과일을 먹는 가장 좋은 방법은 주스보다는 꼭꼭 씹어 먹는 것이라는 것을 한 번 더 강조하고 넘어가고 싶다. 주스는 어디까지나 대안일 뿐이다.

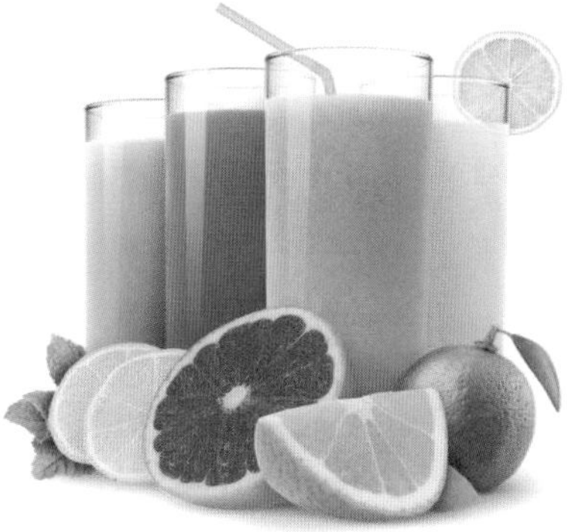

주스를 드시고 싶은 분들은 가급적 직접 주스를 내려 마시자. 이왕이면 갈아서 만드는 주서기보다 압착해서 만드는 주서기를 구입하자.

6. 약차를 마시자

약차를 생활화하자

나의 한의원 대기실에는 약차를 달여놓고 대접을 하고 있다. 진료를 받으러 오시는 분들이나 다른 용무로 오시는 손님, 택배 기사님, 청소하시는 분들도 약차 한 잔 드시곤 웃으며 한마디씩 하신다.

"한약재로 만든 것 같은데 맛이 참 좋네요."

한의원에서 치료를 받는 분들이 가장 궁금해하는 것 중 하나가 어떤 약초를 달여 먹을지에 대한 것이다. 집에서 달여 먹을 수 있는 건강법, 약차에 대해서 알아보자.

일상생활에서 약초를 만들어 마시는 걸 조금 어렵다고 여길 수도 있다. 하지만 사실 한국 사람이라면 누구나 알고 있을 정도로 친숙하고, 이미 생활에서 자주 마시고 있다. 웬만한 집에서는 하나씩 달여먹기도 하니 한국인들은 사기도 모르게 이미 접하고 있어서 어려운 듯하면서도 쉬운 것이 약차다. 다만 약초에 대한 이해가 조금 더 깊어지면 더 세밀하게 관리가 이루어질 수 있으니 몸을 위해서 조금 깊이 공부를 해보는 것을 권하고 싶다.

아마도 한국 사람은 한의학의 영향으로 세계에서 약초를 가장 잘 이해하는 국민일 것이다. 약차라는 단어가 익숙지 않을 뿐이다. 어릴 때 늘 마시던 보리차도 약차의 일종이고, 숭늉도 마찬가지다. 습관적으로 당연하게 마셨겠지만 이런 차가 대중적으로 자리 잡은 데는 지극히 한의학적인 원리가 숨어 있다. 한의학의 치료원리로 몸에 이로운 기능을 하는 것이면 무엇이든 약차가 될 수 있다. 이를 위해 대표적인 약차인 보리차와 숭늉에 대해 살펴보자.

어떤 음식을 먹고 속이 불편하면 그것을 살짝 태울 듯 볶은 물을 마시면 빨리 편해진다. 이것은 한의학 치료 원리 중 음양의 원리이다. 양의 기운이 남아서 속을 불편하게 만들 때 음의 기운을 넣어주면 음양의 조화가 맞으면서 편안해진다는 것이다. 조금만 시대를 거슬러 올라가면 불과 수십 년 이전 세대의 생활모습만 보더라도 식단에 밥의 양이 어마어마하게 많았다. 특히 흰

쌀밥은 부의 상징이었고 보리밥을 주로 먹었다. 어린 시절 학생들의 도시락은 80퍼센트가 보리밥이고 20퍼센트는 김치 같은 반찬이었다. 조선 시대 상차림을 봐도 밥그릇 크기가 가장 큰데, 그것마저도 고봉으로 쌓아서 내곤 했다. 모두가 밥심으로 살았고 반찬은 밥을 먹기 위한 것이었다. 당연히 식사하고 속이 불편한 경우의 대부분이 밥 때문에 생긴 일이다. 그러니 위의 이론에 따라서 밥을 살짝 태운 숭늉이나 보리쌀 볶은 것을 우려낸 보리차가 속을 편하게 만들어 준다. 이런 것이 생활에 녹아 있는 한의학 치료 원리다.

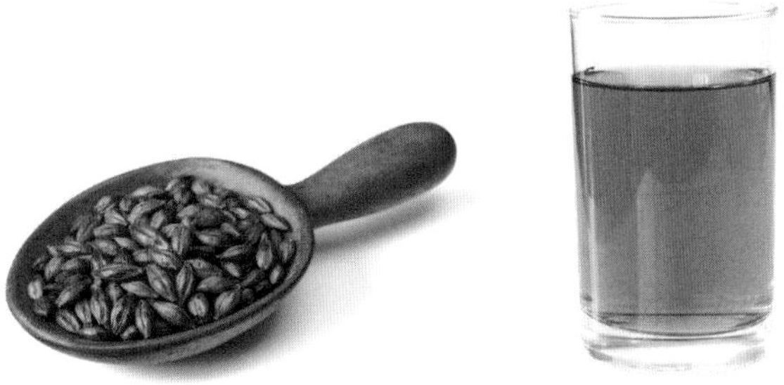

어릴 때 늘 마시던 보리차도 약차의 일종이다. 간편하게 만들어 마실 수 있는 약차 한 잔으로 내 건강을 쉽게 챙길 수 있다.

보통 '차'라고 하면 녹차를 일컫는 경우가 많고, 요즘은 커피가 국민 음료처럼 자리 잡았다. 우리가 즐겨 마시는 유자차, 대추차 등은 차가 없을 때 대신해서 마실 만한 것이라는 뜻으로 대용차라 한다. 커피와 녹차를 제외한 차들은 대용차라는 조금은 억울한 이름을 받았다. 그 외에 외국의 허브 잎을 활용한 차들은 허브티라고 부르기도 한다. 한의학의 약초 상식으로 만든 모든 차를 이제는 '약차'라고 부르고 싶다. 이름 그대로 몸에 약이 되는 차라는 뜻이다. 몸에 이로운 차들을 대용차라고 부르는 건 너무 가치를 몰라주는 말로 느껴진다.

한약재로 쓰이는 약재들은 1만 가지 이상으로 그 가짓수가 어마어마하게 많다. 그중에 전문 한의사들이 주로 애용하는 약재 수만 100여 가지가 훌쩍 넘는다. 이 약초들을 모두 아는 것도 버거운데 더욱 중요한 것은 정작 내 몸에 맞는지, 지금 상황에 적합한지까지 감별하려면 쉽지 않은 공부가 필요하다. 그래서 약초를 다루는 전문가인 한의사라는 직업이 있는 것이다.

약차를 생활에서 적절하게 음용한다면, 약초의 효능 덕도 보고 그만큼의 면역력도 높아질 것이다. 약차에 의존해 병을 치료하라는 건 아니다. 약차는 병이 생기기 전에 예방하고 병을 치료할 때 도움을 주어 빨리 치료되게 하며, 병을 이기면 꾸준히 조리할 힘을 길러 준다. 치료는 한의사, 양의사에게 맡겨야 한다. 하지만 일정 수준의 지식을 통해 나 스스로 내 몸 관리를 꾸준히 하면 더 건강하게 지낼 수 있다. 그런 면에서 약차를 생활에서 쉽게 접근하기 위한 몇 가지 팁을 정리해서 말씀드리고 싶다.

한 가지 약초만 계속해서 마시지 마라

우리 몸의 기운이 균형을 이루면 문제가 없는데, 한쪽으로 기운이 치우치기 시작하면 불편함이 생기다 병으로 발전한다. 이런 경우는 보통 오장육부의 기운이 서로 차이가 날 때가 많다. 예를 들어 어떤 사람은 간의 기운이 강하고 심의 기운이 약하다. 반면 다른 사람은 심의 기운이 강하고 신의 기운이 약할 수 있다. 간, 심, 비, 폐, 신 등 다섯 가지 장기로 대표되는 기운의 편차가 몸에서 이상 반응을 호소하게 한다. 약초로 불리는 것은 기운이 한쪽으로 몰리는 것들을 분류한 것이다. 기운이 평이한 것이면 음식으로 쓰지 약으로 쓰지 않는다. 오장육부 기운의 편차가 다른 것을 역시 기운이 한쪽에 치우친 다른 것을 통해서 바로 잡는 것이 한의학의 치료기술이다.

간의 기운이 강해서 문제가 생긴 사람을 치료한다고 하자. 그러면 간으로 작용하는 약초들을 분류한다. 그다음 간 기운을 보충해 줄지 약하게 만들지를 결정한다. 간 기운이 너무 강해서 문제가 된 것이라면 조금 약하게 조절을 해야 한다. 간에 염증이 있으면 인진호라는 약초를 쓰면 좋다. 약초를 선정하고 배합하고 용량을 정하며 복용하는 방법까지 정하는 것이 전문적인 기술을 필요로 한다. 약차는 아주 힘든 치료가 아니라, 평소에 내 몸을 관찰하여 예방하거나 치료할 때 도와주는 개념으로 접근하면 되겠다.

그런데 만약 한 가지 약초를 계속해서 복용하면 어떤 일이 벌어질까? 다시 간이 강해서 문제가 된 경우의 예를 들어보자. 간의 힘이 지나칠 때 조금씩 힘을 줄여주다 보면 어느 순간 균형이 잡힌 상태가 올 것이다. 약은 이때까지만 써야 한다! 같은 약을 평생 먹으라고 하면 안 될 것 같지 않은가? 그런데 이 상태가 되었는데도 "나한테는 이 약이 잘 받아" 하며 기운이 치우치게 하는 약을 계속 복용한다면, 이제는 반대쪽으로 기운이 깎여져 나가면서 간 기운이 부족한 사람이 될 것이다.

약차를 마실 때 이 점을 무시하면 안 된다. "내 몸에는 이게 좋다고 하더라" 하면서 계속해서 몇 달을 똑같은 약재를 몸에 투입한다면 나중에는 결국 그 때문에 몸이 더 나빠지게 된다.

약차로 만들어 마실 때 가장 좋은 주기는 한 달 정도 단위로 바꾸어 주는 것이다. 이번 달에는 국화차를 마셨다면 다음 달에는 당귀차를 마시고 그다음 달에는 인진호차를 마시고 하는 식으로 말이다. 그렇게 하다 보면 전반적인 치우침이 적을 수 있다. 홍삼이 몸에 좋다고 1년 내내 홍삼을 달고 사는 분들을 보면 조금 걱정이 되는 것이 이런 이유다. 결국은 홍삼 기운에 내 몸이 이끌려가면서 문제를 일으킬 수 있다. 이 상황을 보완하는 것이 바로 한의사들이 구사하는 배합기술, 다시 말해서 처방이다. 그런데 그것을 익히려면 한의대에서 배우는 과정을 다 익혀야 하니 여간 힘든 것이 아니다. 차 한 잔 마시더라도 이 정도를 투자하고 싶다면 공부를 해보는 것도 좋겠다.

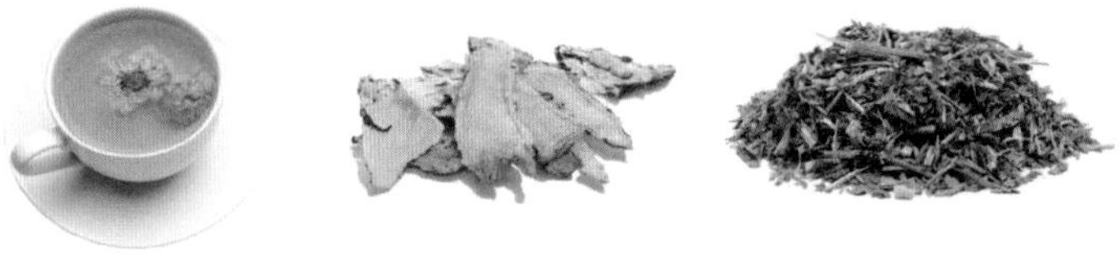

왼쪽부터 국화차, 당귀, 인진호.

기본은 공부하자

커피나 녹차가 아닌 약차를 마시는 분들은 약차의 재료로 쓰이는 약재의 효능에 상당히 관심이 높을 것이다. 어떤 약재가 어떤 효능이 있다는 것을 알고서 자기 스스로나 가족의 건강을 염려해서 약차를 만들어 두기도 한다. 그런데 많은 분이 단편적인 지식으로 만드는 경우를 보게 된다. 특히 요즘 SNS에서 워낙 많은 건강 정보들이 떠돌다 보니 그런 지식들을 보고서 약차도 만들더라는 것이다. 문제는 SNS의 정보는 특성상 아주 간단하고 직접적인 지식만 전달이 된다. 하나의 주제를 깊이 있게 전달하기에는 대단히 부족하다.

대표적인 약초인 인삼 하나만 해도 어떻게 먹는지, 어떤 것을 고르는지, 효능은 무엇인지, 혹시 부작용은 없는지 등을 세밀하게 고려해야 한다. 그런데 SNS에는 "인삼은 기운을 보충해줘요" 정도로 끝이다. 이러다 보니 인삼의 정보도 전달이 안 되고, 어떤 사람이 어떤 경우에 먹어야 한다는 것도 없고, 인삼이 보충해주는 기운이 무엇인지도 모른 채 판단을 하게 된다. 나도 정보를 전달하는 데 참 유용한 도구인 SNS를 활용하긴 하지만, 너무 단편적인 정보이기에 정확한 것을 알기 위해서는 꼭 이면을 깊이 있게 공부해야 한다.

약초는 어떤 사람에게는 약이고 어떤 사람에게는 심지어 독까지 될 수 있다. 황기가 기운을 좋게 하는 무난한 약초이긴 하지만 기운이 허한 사람이 복용하면 약이 되고 기운이 실한 사람은 복용하면 속이 답답해진다. 한 가지 약초라도 쓰는 부위에 따라서 효능이 달라지기도 한다. 당귀는 몸통을 쓰면 혈을 보충하고 잔가지를 쓰면 어혈을 치료한다. 혹시 이 정도 내용만 해도 새로운 정보처럼 느껴지지는 않는지? 약초에 관해서라면 정말 공부를 많이 해야 한다.

사람들이 공부하지 않고 바로 실전에 들어가기 때문에 생기는 부작용이 많다. 몇 년 전 유행처럼 번져서 만들어진 것 중 하나가 우엉차다. 우엉차만 마시면 살이 쭉쭉 빠지고 피부도 좋아지고 위장병도 나아지는 듯 온갖 정보가 난무했다. 당연히 우엉이 잘 맞는 사람들은 어느 정도 효과를 보았겠지만, 아닌 경우인 사람들은 실망만 했을 것이다. 또 어떤 사람들은 아마도 몸이 차가워지거나 소화불량을 겪거나 설사를 하거나 붓기가 생기기도 했을 것이다. 사실 부작용이라고 하기에는 문제가 없을 정도지만, 그래도 건강이 나빠졌을 수 있다. 다행히 우엉이라는 약초가 약의 성질이 강한 것이 아니기에 망정이지, 조금 약성이 강한 약초에 관한 이런 식의 정보가 무분별하게 퍼진다면 어떻게 될지 아찔할 때가 있다.

한의사 정도의 약초 공부를 하지는 않아도 된다. 하지만 약차를 생활에서 적용하려면 적어도 약초 두세 가지를 배합할 수 있을 정도까지는 공부하자. 그러자면 하나의 약초의 성질, 효능, 왜 그런 효능이 나는지, 어떤 사람에게 좋은지, 어떤 경우에 먹어야 하는지 정도의 수준은 알아야 한다. 이 정도의 공부는 한 약초당 한 시간 정도씩만 할애해도 된다. 나에게 맞는 약초를 알고 공부하는 데 몇 시간 공부는 당연히 투자해야 한다. 다행인 것은 약초를 공부해 보면 알겠지만 상당히 재미있다.

하랑건강스쿨을 통해 건강 강연을 정기적으로 하는데, 그중 약초원에서 강연을 열 때 수많은 분이 참여한다. 참가자분 모두 약초 하나하나를 보면서 감탄을 하고 효능을 빼곡히 적으면서 초 집중한다. 또 전국 각지에서 약차 강연을 진행할 때마다, 한 잔씩 음미하며 몸 전체로 느끼면서 나에게 어떤 변화가 일어나는지 느끼는 시간이 행복하다는 후기도 있다. 약초 공부의 재미는 이것이 단순히 지식을 공부하는 게 아니라 내 몸으로 체득하는 것이기 때문일 것이다. 그렇게 재미나게 익히다 보면 어느새 약차가 생활에서 쉽게 다가오게 된다.

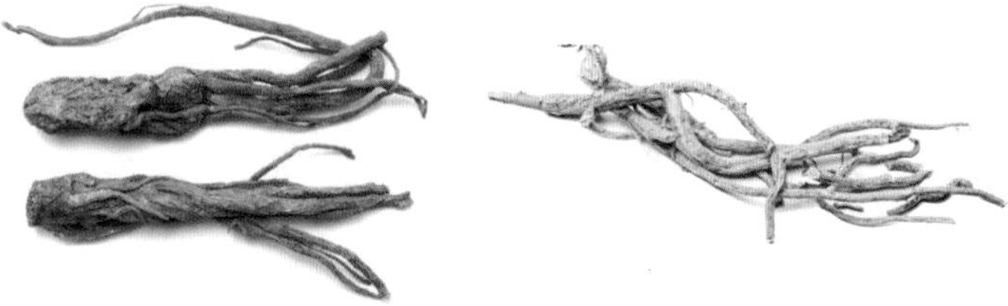

왼쪽부터 당귀, 황기. 황기가 기운을 좋게 하는 무난한 약초이긴 하지만 기운이 허한 사람이 복용하면 약이 되고, 기운이 실한 사람은 복용하면 속이 답답해진다.

쉬운 약차 만들기

약차를 만드는 건 생각보다 쉽다. 약재를 준비하고 물에 넣고 끓이기만 하면 된다. 다만 약재마다의 특성이 있기 때문에 약초 공부를 통해서 그 특성을 익히고 그에 맞게끔 조금만 달리 해주면 된다.

한의사에게는 커피조차도 한약재, 즉 약초 중 하나다. 약초학적인 관점에서 말하자면 커피는 신장과 심장에 주로 작용하며, 이뇨 작용도 있고 교감신경을 흥분시켜주는 효능을 가지고 있다. 이런 약초인 커피를 매일 마시는 것도 역시나 약차를 매일 마시는 것이나 다름없다. 커피를 내리려면 커피콩을 볶아야 한다. 어떤 방식으로 볶느냐, 다시 말해서 로스팅을 하느냐가 커피의 맛을 좌우한다. 하지만 맛을 생각하기 전에 차로 내려 마시는 것을 생각한다면 콩을 볶는 것이 우선이다. 볶은 커피콩을 갈아서 모은 다음 위에서 뜨거운 물을 붓든지, 커피 자체를 물에 넣어서 팔팔 끓여주든지 해서 마신다. 간단하다. 커피는 워낙에 익숙한 약초라 쉽게 생각하는데 다른 약초들도 쉬운 것은 비슷하다. 다만 커피만큼 익숙하게 접하지 않을 뿐이다.

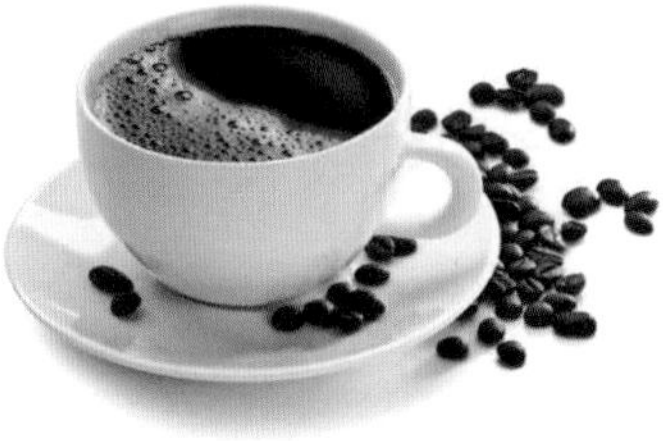

한의사에게는 커피조차도 한약재, 즉 약초 중 하나다. 커피는 신장과 심장에 주로 작용하며, 이뇨 작용도 있고, 교감신경을 흥분시켜주는 효능을 가지고 있다.

약초들을 분류하자면 생으로 써도 맛이 나는 것, 한 번 볶아주면 더 좋은 것, 식초물 같은 곳에 담갔다가 달여 먹는 것 등으로 구분할 수 있다. 여기다 뜨거운 물을 함께해서 우려내면 약차가 된다. 이것 하나는 기억해 두자. 뿌리는 추출되는 시간이 오래 걸리기 때문에 팔팔 끓는 물에 1~3분 정도로 끓여준다. 너무 오래 달여서 졸여버리면 유효성분은 많이 나오는데 맛이 너무 없다. 약이 아니라 차로 음미하면서 문화로 즐기면서 건강을 함께 생각하자는 것이니 향과 맛이 나올 정도면 충분하다. 줄기 부분은 대부분 약하기 때문에 끓고 난 다음 불을 끄고 곧이어 바로 물에 넣어준다. 연한 줄기 부분은 끓여도 좋지만, 안 끓여도 이 정도 온도라면 충분히 추출되어 나올 수 있다. 꽃 부분은 훨씬 더 낮은 온도에서 담갔다 건져내도 된다. 뿌리는 깊은 맛이 우러나야 하고 꽃은 깊은 향이 나와야 한다. 너무 오래 뜨거운 물에 있으면 향이 달아나 버린다. 꽃을 약으로 활용하는 의미는 향이 가장 크니, 향이 살짝 우러날 정도로만 해줘도 충분하다.

하루 권장량

보통 한약을 처방할 때는 한 사람에게 하루에 먹는 약초의 양이 평균 10~20가지, 한 가지 약재당 어떤 것은 10그램이 넘을 때도 있지만, 평균 내어 4~5그램 따지면 한 번에 50~100그램 사이가 한 첩, 다시 말해 한 번 복용하는 분량이다.

차로 마실 때의 권장량은 한 가지 약초당 4그램 내외면 충분하다. 일반적인 무게의 약재로는 손으로 한 움큼 쥐면 되는 정도의 양이다. 두세 가지를 배합하더라도 5~8그램 사이면 한 번 마실 양으로 좋다.

만약 즐기는 의미로서의 차가 아니라 몸을 좀 더 개선하고자 차로 마실 때는 양을 조금 더 많이 해서 10~15그램 사이로 하는 것을 권한다. 이 경우에는 약차에 관한 전문적인 서적이나 한의사의 조언을 듣고 실천하면 좋겠다.

무난한 약초들

누가 무엇을 먹고 몸이 나아졌다는 말을 쉽게 듣지 말자. 내가 먹고 도움받은 약초가 있으면 말해주고 싶은 것이 인지상정이다. 하지만 때로는 나에게 맞는 것이 다른 이에게 해로울 수 있다. 어떤 사람은 기가 부족하지만, 어떤 사람은 혈이 부족하다. 어떤 사람은 상부 쪽에 기운이 몰려 힘들지만, 어떤 사람은 하부 쪽에 기운이 몰려서 힘들기도 하다. 마른 사람, 살찐 사람, 피부가 흰 사람, 검은 사람이 각각 맞는 약재가 다르다. 똑같은 증상이라 해도 사람에 따라 훨씬 좋은 약재가 따로 있으니 권할 때는 신중해야 한다. 그나마 한약재 중에서 아주 무난하고 약의 성질이 편안해서 남녀노소 체질 구별이 특별히 없이 먹어도 되는 약차가 몇 가지 있다.

식초는 제대로 만든 것이면 누구나 마셔도 좋다. 앞에서 자세히 설명했지만 현미식초, 감식초, 사과식초 등 종류 상관없이 자주 음용하시라 권한다. 여기서는 약초로서만 몇 가지를 알려드리고, 오장(간, 심, 비, 폐, 신)에 작용하는 것으로 한 가지씩 추천한다.

① 구기자

구기자는 장수 하면 떠올릴 법한 아주 중요한 약재로, 주로 신장에 작용한다고 한다. 한의학에서 신장이라고 하는 문구를 본다면 콩팥인 신장과 함께 단전, 자궁, 척수, 뇌 등도 모두 신장과 연관된 부분이니 함께 떠올려야 한다. 또 이곳들에 함께 연결된 허리, 생식기, 시력, 머리카락 같은 몸의 부분들이나 피로, 만성질환, 갑상선, 치매 등 연관된 질병까지 생각해 볼 수 있다. 구기자가 신장에 좋다는 말은 위에 언급한 모든 부분에 좋다는 말이기도 하다.

진득한 진액이 가득 들어 있는 구기자는 열매를 주로 쓰지만 뿌리와 껍질까지 모두 좋은 효능을 볼 수 있는 약초다. 특히 뿌리껍질은 지골피라는 다른 이름을 가지고 있는데 몸에서 나쁜 열이 발생할 때 식히는 작용을 한다. 예를 들면 갱년기일 때 얼굴로 열이 후끈후끈 나는데 이럴 때 아주 좋은 약재가 된다.

구기자는 아이들의 성장발육에 매우 좋은 약재다. 또 남자의 에너지, 여자의 피부, 노인분들의 몸 회복 전반에 이르기까지 모두 좋은 약재다. 과육을 직접 먹어도 좋고 4~8그램 정도를 매일 차로 음용하는 것도 좋다.

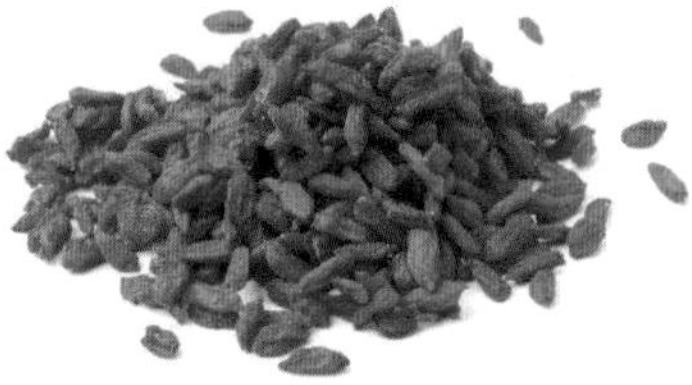

구기자는 장수 하면 떠올릴 법한 아주 중요한 약재로, 주로 신장에 작용한다고 한다.

② 뽕잎차

뽕잎 역시 모든 사람에게 편안하게 이로움을 줄 수 있는 약초다. 뽕나무는 잎부터 열매에다 나무 전체가 버릴 곳이 없이 사람에게 도움을 주는 나무다. 심지어 뽕나무에 사는 벌레마저 우리 생활에 활용하고 있으니 참 대단한 나무다.

뽕나무 잎을 갉아 먹은 누에가 비단실을 자아낼 만큼 뽕잎에는 단백질 함량이 매우 높다. 단백질 하면 고기를 떠올릴 수도 있는데, 육식은 많이 하게 되면 몸속에서 독소를 만들어낸다. 약초를 달이면 아미노산이 추출되어 나오는데, 이를 마시면 건강한 단백질만 만들고 남는 성분은 몸 바깥으로 자연스레 배출되니 건강한 단백질 공급이라 할 수 있다. 특히 필수 아미노산 섭취까지 가능한 약초가 바로 뽕잎이다. 당뇨에도 좋고 혈액순환에도 좋아서 혈압이나 고지혈증 같은 증상에도 도움이 된다.

한의학적으로 분류하면 뽕잎은 폐에 작용한다고 되어 있다.

혈을 맑게 하고 기를 보충해 주니 면역 쪽에서 아주 중요하게 여기는 약차 재료다.

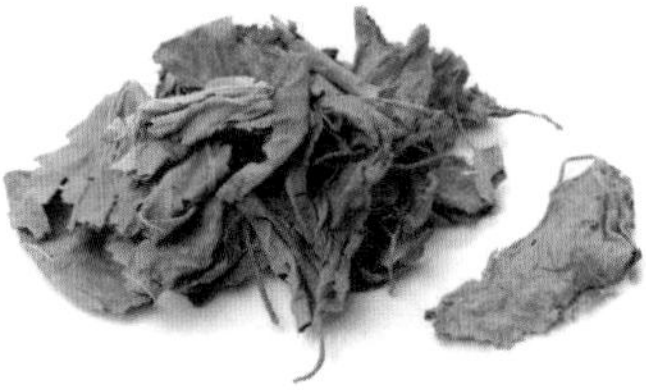

건강한 단백질 공급에 필수 아미노산 섭취까지 가능한 약초가 바로 뽕잎이다.

③ 귤껍질

아주 쉽게 구할 수 있는 약차 재료다. 귤뿐만 아니라 이 계통의 과일인 레몬, 유자, 자몽 등까지 모두 껍질을 쓸 수 있고 효능도 비슷하다.

과일을 먹기 전에 껍질이 있는 상태에서 씻어야 한다. 과육은 맛있게 먹고 벗긴 껍질을 볕에 잘 말린다. 3~7일 정도 말리면 바싹 잘 마른다. 이 껍질을 물에 넣고 끓여 마시면 된다.

보통 귤은 비타민C가 많은 걸로 알려져 있기에 끓여서 영양소가 파괴되는 걸 걱정할 수 있겠지만 신기하게도 효과는 나게 된다. 약초는 영양학적으로 모두 설명이 안 되는 것 같다. 한의학적으로 기가 남아 전해지는 것이라 생각한다. 한의서에 귤껍질은 비위에 작용해서 속을 편안하게 해주는 것이라 되어 있다. 비타민도 공급하고 비위를 편안하게 한다. 평소에는 비위를 건강하게 해주는 소화기 쪽의 효능으로 쓸 수 있고, 특히 몸살감기에 효과를 톡톡히 볼 수 있다.

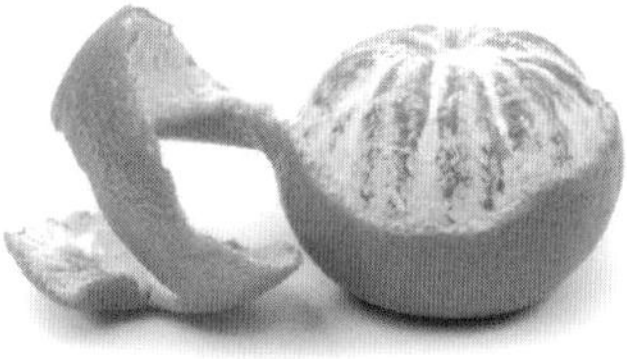

귤껍질은 비위에 작용해서 속을 편안하게 해준다. 비타민도 공급하고 비위를 편안하게 하니, 평소에는 비위를 건강하게 해 주는 소화기 쪽의 효능으로 쓰고, 특히 몸살감기일 때 효과를 톡톡히 볼 수 있다.

④ 부추

개인적으로 부추를 참 좋아하는데, 맛있는 반찬으로 알려져 있지만 약초로서도 좋다. 반찬으로 먹을 수 있을 정도니 당연히 안전하고 기운이 평이한 약재에 속하며, 차로 마셔도 좋다. 간에 작용하고 혈을 보충하면서 맑게 해준다.

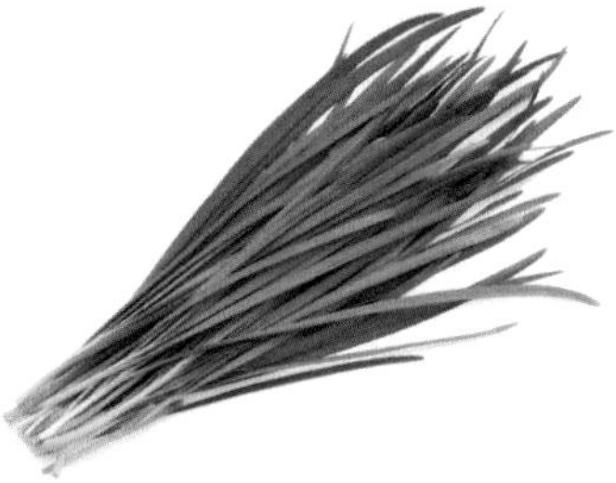

부추는 좋은 먹거리이자 몸에 작용하는 약초로서도 좋다.

⑤ 연꽃

심장에 작용하는 약초들은 대체로 마음을 편하게 하는 쪽이 많다. 그중에서 성질이 안정된 약초를 하나 추천하자면 연꽃을 들고 싶다. 흙탕물 속에서 정말 아름다운 꽃을 피워내는 기운이 있어서 몸과 마음을 모두 정화하는 효능이 있다. 심장의 화를 편안하게 식히면서 안정되게 만들어 준다. 스트레스가 많은 현대 사회에서 자주 음용할 수 있는 약차가 아닌가 생각한다.

꽃잎을 달여서 마셔도 좋고 연잎을 잘게 썰어 덖고 말리고를 반복해서 연잎차로 마셔도 좋다. 연씨를 연자육이라 부르는데 밥에 넣고 해먹어도 좋고, 연뿌리인 연근은 반찬으로도 먹으니 두말할 것도 없다. 뿌리를 즙을 내어 마셔도 좋겠다.

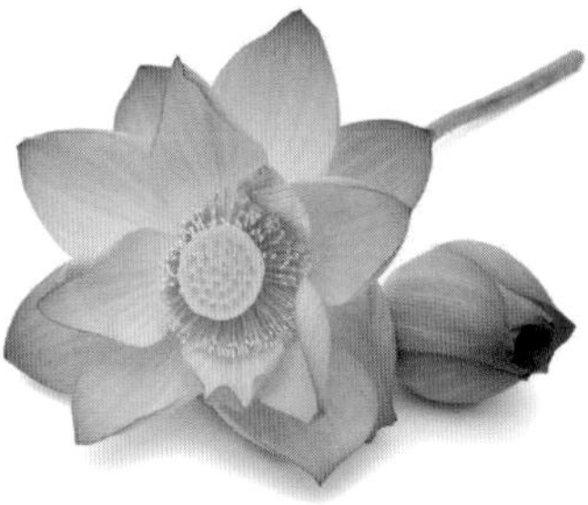

심장의 화를 편안하게 식히면서 안정되게 만들이 준다. 스트레스가 많은 현대사회에서 자주 음용할 수 있는 약차가 아닌가 생각한다.

7. 건강에 좋은 채식, 하지만 우울증을 조심하라

비타민B군은 피로회복 비타민으로 유명하다. 대사를 도와 에너지를 내게 하며 만성무기력증과 피로감 해소에 도움이 된다. 비타민B를 특별히 '군'이라고 하는 건 여러 가지가 복합적으로 이루어져서인데, 1부터 12까지 있지만 연구가 진행되면서 몇 가지는 스스로 대사가 되거나 필요가 없어서 빠졌다. 비타민B군의 역할을 각각 알아보자.

B1은 티아민이고, B 중에서 핵심이다. 탄수화물, 단백질, 지방이 에너지로 전환되는 것을 돕고, 뇌 속의 신경전달물질을 활성화시킨다. 몸에서 에너지가 모자랄 때, 집중력이 요구될 때 B1이

필요한 것이다.

B2 리보플라민은 세포와 성장과 재생을 돕고, 활성산소를 없애 준다. B2는 눈피로에도 도움이 되고, 모자라면 입속에 구내염이 잘 생긴다. 안구건조증과 만성 구내염으로 고생하고 있다면 B2를 떠올리자.

B3 나이아신은 영양소들을 대사시키고, 말초혈관확장을 시켜서 혈액순환에도 도움이 된다. 또 중성지방을 낮추고 알콜 분해를 도와준다. 그래서 술 마신 후에는 특히 비타민B를 더 잘 챙겨주어야 한다. 술이 잘 안 깨고, 집중력이 떨어지고, 근육통이 자주 생긴다면 B3를 생각하자.

B5 판토텐산은 탄수화물, 지방을 에너지로 변환시킨다. 적혈구를 생성하고, 호르몬 균형에도 중요한 역할을 한다. 무엇보다 스트레스를 조절하는 부신 호르몬을 합성하는 역할이 중요하다. 그래서 B5가 부족하면 만성피로와 더불어 스트레스가 많아서 짜증이 나기 쉽다. 또, 불면과 우울에도 기본적인 영양소다.

B6 피리독신은 단백질과 아미노산의 대사를 촉진하고, 신경전달물질 합성에 보조효소로 작용한다. 그래서 모자라면 우울증처럼 기운이 가라앉는다. 적혈구의 헤모글로빈 합성에도 필요하니 빈혈에 중요하다. 피부염과 구내염에도 중요하다.

B7 비오틴은 황이 함유하고 있다. 황은 머리카락과 손발톱의 중요한 구성성분이기 때문에 모자라면 손발톱이 깨지고, 피부 트러블이 생긴다.

B9 엽산은 DNA 합성과 아미노산 대사에 필요하고, 혈관벽을 손상시키는 호모시스테인을 제거한다. B9이 부족하면 세포분열

이 정상적으로 되지 않는다. 임신을 하면 태아의 세포분열이 정상적으로 되어야 하는데, 엽산이 부족하면 태아의 신경세포 형성에 이상이 생길 수 있기 때문에 임신 초기 필수영양소로 알려져 있다. 그 외에 피로, 심장 두근거림, 소화불량을 없애는 등에도 중요하다.

B12 코발라민은 핵산과 조혈작용에 관여하여 면역에 중요하고, 신경전달물질에 작용하기 때문에 부족해지면 우울이나 불안 등 감정 이상이 생길 수 있다.

이런 비타민 B군은 녹황색 채소들과 렌틸콩, 바나나 및 닭고기, 돼지고기, 달걀 같은 동물성 음식에 풍부하다. 특히 비타민 B12는 채식에는 거의 없어서 육식을 안 하는 분들은 꼭 따로 챙겨 복용하는 것이 좋다. 예전에는 비타민류를 채소나 여러 음식에서 섭취하기 쉬웠으나 요즘 음식에는 비타민과 미네랄이 많이 줄어들었다. 그래서 한약을 처방할 때 기능 의학적인 면에서 비타민류를 따로 함께 처방해서 치료율을 높이고 있다. 비타민에 대해서 기본적인 상식을 가지고 있으면 건강관리에 도움이 되니 잘 익히고, 또 필요한 경우 한의사의 지도하에 챙겨 복용하도록 하자.

2부

체온

1장

왜 체온이 중요한가?

1. 체온이 면역의 핵심이다

사람의 몸에서 발생하는 체온은 한의학에서 크게 4가지로 분류한다. 뜨거움(열), 따뜻함(온), 식음(서늘함, 냉), 차가움(한). 생명력이 활발한 상태가 된다면 따뜻한 온도가 나타난다. 즉 생기는 따뜻한 온도를 뜻한다. 뜨거운 열은 바깥으로부터 나쁜 것이 들어왔을 때 발생한다. 나쁜 것을 물리쳐야 할 때 세포들이 운동하거나 면역세포들이 출동하기 때문이다. 물리치는 과정에서 열이 발생한다. 그러니 이 상태는 면역이 활발히 작동하는 상태이고 건강함을 유지하기 위한 활동 상태지, 생기가 넘치는 상태는 아니다. 열이 나면 생기가 줄어들어 노곤해지고 기운이 가라앉기도 한다.

문제는 냉한 기운 이하에서 생긴다. 완전히 차갑게 식은 온도는 죽은 상태와 같으니, 서늘한 기운이 몸에서 생기기 시작한다는 것은 생명력의 기운이 없어지고 있는 상태와 같은 말이다. 바깥이나 안에서부터 생기는 어떤 현상에 대해서 대응할 힘이 없으니 차가워지기 시작한다. 대응할 힘이 없다는 것이 바로 면역이 떨어진다는 뜻이다. 즉 체온이 떨어지는 상태가 면역이 떨어지는 상태다. 일본의 경우 면역에 관한 많은 연구가 체온에 초점이 맞추어져 있다. 체온 1도가 높아지면 면역이 30퍼센트 높아지고, 체온 1도가 낮아지면 면역이 두 배로 낮아진다는 결과 등이다. 바로 한의학의 이러한 이론을 양의학과 생물학적으로 증명하니 구체적인 숫자로 드러나는 것이다.

현대인의 생활은 체온을 떨어뜨리는 행동의 집합이다. 냉동기술 덕에 차가운 것을 엄청나게 많이 먹는 것은 물론이고, 식품첨가물 등도 우리 몸을 식게 한다. 몸을 따뜻하게 만들어주는 양기가 많은 채소보다 음기가 많은 육식을 더 많이 한다. 스트레스를 많이 받고 신경이 과민할 정도로 예민해지니 열이 머리로 뜨고 몸은 차가워진다. 살짝만 더워도 에어컨을 켜서 몸을 싸늘한 정도까지 식혀 버린다. 잠을 제대로 못 자니 회복을 못 한다. 피로회복이 안 되니 또 몸이 식는다.

아침식사를 못할 정도로 바쁘기도 하다. 아침식사는 몸속 양기를 끌어올려 따뜻하게 만들 절호의 시간인데 이를 놓쳐버리는 것이다. 밤늦게까지 깨어 있으면 몸에 음기가 들어 역시 체온이 식는다. 스마트폰이나 TV 화면처럼 무언가를 뚫어지게 쳐다보는 것, 말을 많이 하는 것, 지나친 향기나 소리에 노출되는 모든 것이 머리 위쪽에서 에너지를 소모시켜 상대적으로 몸의 체온을 떨어뜨린다. 많은 양약이 세포 수준, 호르몬 수준까지 온도를 낮춘다. 양의학에서는 체온을 올려서 몸을 보호하고 치료하는 개념 자체가 없다. 일부 약초들도 몸을 차게 하는데, 제대로 배우지 않고 무분별하게 달여 먹다 낭패를 보기도 한다.

아래의 예를 보고서 자신의 생활을 한번 돌아보자. 몇 가지나 해당이 되는지 살펴보고, 그 습관을 고치려 노력해야 한다.

체온의 변화와 인체 상태

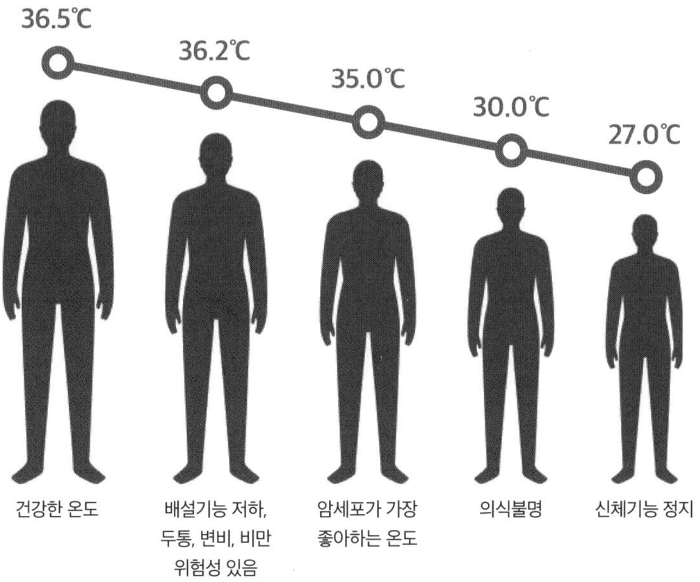

체온을 떨어뜨리는 생활습관

- 아침식사를 거른다.
- 잠자는 시간이 자주 11시를 넘긴다.
- 스마트폰 혹은 TV 시청 시간이 하루 3시간 이상이다.

- 스트레스가 많다고 생각한다.
- 피로를 회복할 충분한 여유를 가지지 못한다. 오후가 되면 피로하다고 느끼는 것이 주 2회 이상이다.
- 물과 음료수 등을 차게 마신다.
- 점심과 저녁 모두 외식에 의존하는 편이다.
- 육식을 채식보다 더 많이 한다. 혹은 고기가 위주인 외식을 주 2회 이상 한다.
- 수면 시간이 6시간 미만이다.
- 1시간 이상의 운동을 주 2회 미만으로 한다.
  (골프, 볼링, 당구 그리고 산책으로 걷는 걷기는 운동으로 간주하지 않는다.)
- 주 2회 이상 술을 마신다.
- 평소 진이 빠질 정도로 말을 많이 한다.

2. 체온 1도를 올리면 건강해진다

체온이 1도 오른다는 것은 엄청난 변화다. 몸이 나쁠 때는 체온이 떨어지니 그럴 때 체온을 올려 주고, 한 번 올라간 체온은 항상성을 유지하도록 도와준다. 사람은 항온 동물이라 체온이 쉽사리 변하지 않는다. 0.1도 차이도 꽤 큰 변화로 느낀다. 한여름이라도 비 맞고 덜덜 떨면 바로 면역이 뚝 떨어져 감기에 걸리니 쉽게 이해가 될 것이다. 갑자기 1도가 변화되면 그 정도 혹은 이상의 큰 충격으로 다가오겠지만, 서서히 0.1도씩 체온이 떨어지면 알아채기가 어렵다. 끓는 물 속의 개구리 이야기는 경영학에서 곧잘 비유되는 일화이지만, 실제로는 의학적인 실험 이야기다. 내용을 요약하자면 개구리 한 마리를 바깥에 두었다가 뜨거운 물에 담그면 펄쩍 뛰면서 튀어나오게 된다. 그런데 처음에 적당한 온도의 물에 담가 놓았다가 이 물통을 서서히 온도를 올려서 데우고 또 데우다 보면 아주 높은 온도가 되어도 개구리는 모르고 있다가 결국은 삶겨져 죽게 된다는 것이다.

면역 문제에서는 이 실험의 온도를 거꾸로 떨어뜨리는 쪽으로 말하고 싶다. 체온이 갑자기 떨어지면 대비하지만, 서서히 떨어지면 내 몸 상태가 바뀌고 나빠지고 있는데도 모르고 산다. 아니, 나쁜 상태에 적응해서 산다. 그러다 어느 순간 기능이 완전히 나빠지고 조직상에 문제가 생기고 나서야 이 정도로 몸이 안 좋은가 싶은 때가 온다. 그때가 되면 이미 많이 늦었을 경우가 많다.

이제 체온을 높이는 생활을 하자. 어떻게 할까? 체온이 낮아지는 생활습관을 버리고 반대로 하면 된다. 일상생활 대부분을 뜯어고쳐야 하는 사람들도 꽤 될 것 같다. 한꺼번에 하려고 하지 말자. 그러다 보면 스트레스를 받아서 또 체온을 떨어뜨릴 수 있다. 쉽게 할 수 있는 것 딱 하나, 아주 큰 요소 딱 하나부터 시작하자.

아침 챙겨 먹기는 10분만 일찍 일어나도 할 수 있다. 10분 더 잠을 자는 것보다 아침을 간단하게라도 챙겨 먹으면 그만큼 체온이 오른다. 아침식사는 체온 문제에만 해당되는 것이 아니다. 앞서 살펴본 장의 운동 상태에도 큰 영향을 미친다. 아침에 꼭꼭 씹어 식사하는 것만으로 장에서 운동이 일어나고 배변까지도 편하게 할 수 있다. 심지어 음식 없이 이를 딱딱 부딪치기만 해도 효과가 있다. 음식이 들어가면 훨씬 좋으니 꼭 아침식사를 하자. 실천 편에서 다시 상세히 말하겠지만, 여러 종류의 채식을 골고루 반드시 씹어 먹는 것으로 해야 좋다.

아침식사는 뒤에 말할 자율신경계 안정에도 도움이 된다. 뇌파를 안정시키고 뇌를 활성화한다. 아침식사를 하는 학생들 성적이 더 높다는 통계는 많다. 결과적으로 아침식사를 하는 것이 스트레스를 줄여주고 집중력을 높여준다.

뒤에서 말하겠지만, 때로는 며칠 음식을 안 먹어도 체온이 올라간다. 아침식사를 챙기거나 가끔 며칠 절식을 하는 등 작은 습관 하나씩 집중해서 고쳐보자. 한 가지 습관을 100일 동안 지켜보고 그다음에 또 체크해서 다른 하나를 고쳐 나가자.

반대로 체온이 낮아지면 건강에 이상이 생긴다. 면역이 나빠지고 기능이 떨어진다. 체온이 낮아진다는 뜻은 움직임이 둔하다는 뜻이기도 하다. 아이들이 활달하게 뛰어노는 모습이 에너지가 좋은지, 나이가 들어 움직임이 둔한 것이 에너지가 좋은지를 보면 안다. 세포나 혈액의 움직임이 아이처럼 활발하면 체온도 오르고 세포나 혈액의 움직임이 굼뜨면 체온이 떨어진다. 세포와 혈액의 흐름이 나빠지면 정체되고 붓고 염증이 생긴다. 정작 몸의 체온은 낮아지면서 상대적으로 위로 열이 뜬다.

한의학에서 가장 좋은 몸 상태는 배와 발은 따뜻하고 머리는 시원한 것이다. 이것을 머리가 차갑고 발은 따뜻한 '두한족열'이라 한다. 몸이 나빠지면 반대상황이 된다. 반대로 두열족한 혹은 상열하한(위는 열이 오르고 아래는 찬 상태)이 되면 건강이 나빠진다. 머리로 열이 몰리면 머리카락이 바스러지고 빠진다. 눈이 아프거나 비염이 생기기도 하고, 구내염이 생겨 입 냄새가 나거나 목과 어깨가 굳기도 한다.

특히 일교차가 심한 환절기만 되면 비염과 전쟁을 하는 분이 많아진다. 심하면 피부 가려움도 겹칠 수 있고, 이웃사촌인 아토피·천식 계통과 함께 진행되면 여간 골치가 아픈 게 아니다. 면역력 문제도 있고, 요즘은 미세먼지에 의한 영향도 커졌다. 편안하게 숨 쉬고 살려면 몸 내부와 외부를 모두 잘 관리해야 한다.

신체의 열이 가장 빨리 달아나는 곳이 머리와 목 뒷덜미 부분이다. 뒷덜미 부분만 따뜻하게 해 주어도 체온유지가 훨씬 잘된다. 목도리, 스카프, 모자, 손수건, 카디건 등으로 잘 보호해 주자. 땀을 흘리고 난 뒤 이 부분을 방치하면 식으면서 체온이 빨리 뺏긴다. 집안과 바깥의 온도 차도 마찬가지로 신경을 써서 생활환경에서의 온도 차를 줄여야 한다.

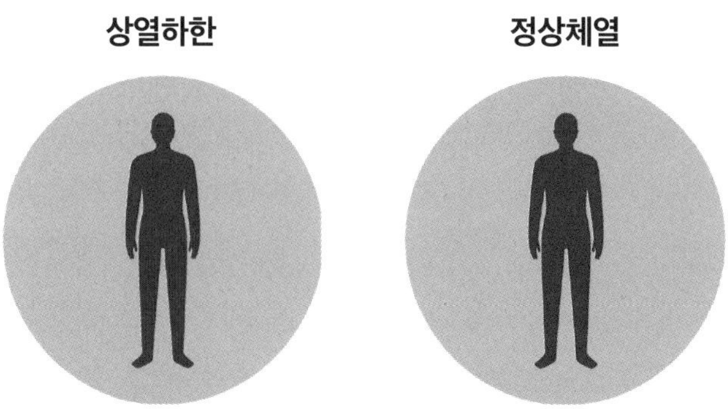

한의학에서 가장 중요하게 여기는 치료의 핵심인 순환. 순환을 일으키는 것은 온도다. 위가 시원하고 아래가 따뜻하게 만들어라. (두한족열 = 수승화강) 이것이 한의학 치료의 핵심이다.

인생은 길다. 옛날보다 실제로 길어졌다. 인간의 예상수명은 점차 길어지고 있다고 한다. 어릴 때만 해도 60이면 노인 취급을 받았는데, 요즘 노인정에는 80이신 분들이 막내 노릇을 하고 계시다. 100세도 거뜬히 살아야 하는 시대가 왔는데 아프면 안 된다. 오래도록 정정하게 살려면 미리미리 면역을 챙기자. 이 긴 시간을 건강하게 만들 수 있는데 지금 한 가지 습관 바꾸는 시간을 아까워해서는 안 되겠다.

우리 몸에서 갑상선에서 하는 역할이 대사작용을 돕는 것, 즉 체온조절이다. 갑상선 호르몬에 이상이 생기면 저체온증이 와서 여러 가지 불편한 증상들이 생긴다. 저체온증으로 말미암은 증상 중에 상당 부분이 갑상선 호르몬 기능 이상증(항진증 혹은 저하증)들과 닮았다. 그래서 저체온증 체크는 갑상선의 기능을 스스로 체크할 수 있는 아주 유용한 방법 중 하나다.

이 장에서는 저체온일 때 생기는 몸의 문제들을 짚어서 체크해보려 한다. 자신의 몸 상태와 함께 체크한 후에 나의 상태가 혹시 저체온증으로 심각한 건 아닌지 살펴보도록 하자.

저체온증 체크법

내가 저체온증에 빠져 있는지를 확인하는 가장 쉽고도 정확한 방법은 실제로 체온을 재보는 것이다. 체온을 재는 것이 병원에서 비싼 검사를 하는 것보다도 더 낫다고 생각한다. 아침 기상 직후, 그리고 기상 후 3시간, 6시간, 9시간 뒤 각각 구강 체온을 재본다. 6시 기상이면 6시, 9시, 12, 3시에 재면 된다. 이렇게 3일

연속으로 잰다. 시간대별 체온의 평균을 내서 36.5도보다 낮은 것이 2개 이상이면 저체온증이라 할 수 있다.

두 번째 방법은 증상을 체크하는 것이다. 다음의 항목들을 보고 나에게 해당하는 것이 있는지 체크해 보자. 25개 항목(여성은 28개) 중 10개 이상이 해당되면 저체온증의 범주에 들어갔다고 보고 15개 이상이면 저체온증이므로 꼭 치료받기를 권한다.

만성피로	☐	수족냉증	☐
두통	☐	안면홍조	☐
근육통	☐	입 냄새	☐
관절통	☐	안구 건조	☐
어지러움	☐	이명	☐
탈모 및 모발건조	☐	식은땀	☐
피부건조증	☐	비정상적인 체중 변화	☐
손톱 이상	☐	집중장애	☐
상처가 늦게 아뭄	☐	감정 조절이 힘듦	☐
부종	☐	예민, 불안, 초조, 우울한 감정	☐
입 안이 헒	☐	기억력 감퇴	☐
잦은 감기	☐	냉대하	☐
알레르기성 비염	☐	생리전 증후군	☐
두드러기	☐	생리불순(주기 불규칙)	☐

3. 꼭 알아야 할 체온 유지법

우리는 살면서 편리성을 많이 추구하다 보니 자칫 체온을 떨어뜨릴 일을 많이 하게 된다. 많이 걸어서 운동을 통해 체온을 올려야 하는데, 종일 생활 중에 걸을 일조차 많이 없을 때가 있다. 집에서 나와 차까지 걷고 이후로 계속 차를 몰다 차에서 내려 직장에 잠깐 올라가는 틈에도 엘리베이터나 에스컬레이터가 편안히 데려다준다. 이런 상황을 극복하려면 스스로 여러 가지 방법을 생각해야 한다. 바꿀 만한 습관 몇 가지를 정리해 본다.

차가운 음식

앞으로 따뜻한 음식만 먹자. 물도 따뜻하게 마시고 음식도 따뜻하게 먹는다. 음식은 그나마 따뜻한 것이 맛있으니 크게 걱정이 없는데, 음료는 대부분 차갑게 해서 마신다. 가급적 약초로 만든 약차를 마시며 몸을 따뜻하게 하는 것도 좋은 방법이다.

육식

육식만 하면 몸이 차가워진다. 채소는 몸을 따뜻하게 만드는 원천이다. 최소한 채식은 한 끼 식사에 70퍼센트 이상을 차지해야 한다. 요즘은 거꾸로 육식이 90퍼센트 이상이 될 때도 있다. 채식을 먹는 비중을 조금씩이라도 늘리자.

수면

가장 이상적인 수면 패턴은 해가 떨어지면 잠들고, 해 뜨면 일어나는 것이다. 그러면 대략 봄철 기준으로 9시쯤 자서 새벽 3~4시쯤 일어나야 한다. 하지만 사회생활을 하다 보면 거꾸로가 된다. 자정을 넘겨서 자기도 일쑤다. 오후 9시에 자고 오전 3시에 일어나는 생활이 거의 불가능하니, 자정에 자고 오전 6시에 일어나는 식으로 조정해야 한다.

자정은 가급적 넘기지 말자. 잠은 적어도 6시간은 자야 한다. 6시간 이하로 잠을 계속해서 자다 보면 신진대사와 두뇌 활동이 떨어지는 경우가 많다. 잠이 보약이라는 말은 한의사로서 깊이 동의하는 말이다.

스트레스

스트레스야말로 만병의 근원이다. 스트레스로 말미암은 몸 안의 변화들이 그만큼 부정적이라는 뜻이다. 스트레스는 내 몸의 호르몬 체계를 혼란에 빠뜨리고 자율신경계를 무너뜨리며 혈액을 탁하게 하고 결국 체온을 떨어뜨린다. 또 위로 올라가면 안 되는 열을 위로 올려버려 이 모든 결과로 몸이 면역력을 잃게 된다. 매일 즐거운 일을 만들고 적극적으로 스트레스에 맞서자.

스마트폰

스마트폰은 잠시 꺼두자. 한자 '색(色)' 자가 세상을 의미하는 것처럼, 세상은 총천연색의 향연이다. 이 색에 깊이 빠지면 몸속 정기가 빠져나간다. 색이 가장 많이 표현되는 것 중 하나가 화면이다. 형형색색의 색깔들이 어지러이 지나가는 것을 집중해서 쳐다보면 정기가 가장 빨리 빠져나간다.

예전에는 TV 화면이 그랬는데, 이제는 컴퓨터 화면을 거쳐 스마트폰 때문에 눈이 피곤할 정도로 화면을 본다. 하루 중 잠시 스마트폰을 꺼내기 어려운 곳에 두고 편안함을 느끼는 시간을 가져보자.

4. 운동을 습관화하자

체온을 유지하는 가장 기본적이고 간단한 방법은 운동이다. 체온을 유지하거나 높이는 건 혈액이 풍부하고 순환만 잘되도 된다. 앞서 혈액이 풍부하고 맑고 순환이 잘되는 방법들에 대해서는 충분히 살펴보았다. 이 혈액이 저장되는 곳은 어디일까? 가장 중요한 부분이 바로 근육이다. 혈액순환이 잘되어 근육에 혈이 풍부하게 저장되면 체온도 높아진다.

진료하면서 사람들의 생활습관이 너무나 잘못된 경우가 많아 깜짝깜짝 놀랄 때가 매일 몇 번씩 생긴다. 특히나 운동을 하루에 한 시간도 안 하는 사람들이 부지기수다. 가끔은 움직이기만 해도 병이 나을 분이 굳이 약으로 치료하고 싶단다. 의사를 도와주고 싶은 것도 아닐 텐데. 운동하시라고 안내를 하고 계속 연락드리면서 관심을 보여도 안 하는 분들은 어쩔 수 없이 한약이나 다른 치료로 계속해서 관리할 수밖에.

근력을 키운다고 해서 씩씩대면서 아령을 들지 않아도 된다. 오히려 너무 심한 운동은 면역을 더 떨어뜨릴 수도 있다. 좋은 근육은 아널드 슈워제네거가 보여준 터미네이터 근육보다는, 적당한 탄력 있고 유연한 상태의 근육이다. 매일 30분 정도 시간을 내서 나의 체력에 맞게 적당한 운동을 하자. 꾸준히 운동하면 나이에 비해 훨씬 젊게 살 수 있다. 어떤 형님을 만났더니 몇 년 전부터 축구를 시작해서 이제는 매일 아침 축구를 한다고 한다.

"힘들겠어요. 50대가 되어서 축구 같은 힘든 운동을 매일 하시다니요."

"난 아무것도 아니야. 우리 아버님은 70대 말인데도 아직도 매일 테니스를 3시간씩 치셔."

어떻게 관리를 하느냐가 중요하지, 나이가 전부는 아닌 것 같다.

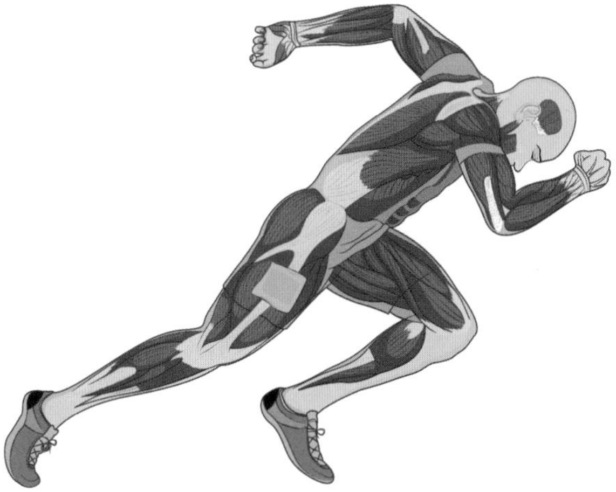

혈액이 저장되는 곳은 어디일까? 가장 중요한 부분이 바로 근육이다. 혈액순환이 잘되어 이 부분 근육에 풍부하게 저장이 되면 몸 온도도 높아진다.

운동이란 숨이 차면서 땀이 나는 것이라고 정의하고 싶다. 간혹 골프를 하고서 운동한다고 말하는 분들이 있어서다. 당구나 볼링도 운동이라 하기에는 조금 석연찮은 구석이 있다. 바둑도 아시안게임 정식 종목이고 두뇌 스포츠이며 체력을 엄청나게 소모하지만 몸을 활동시키는 의미의 운동 범주에는 역시 배제되는 것처럼, 골프도 몸을 건강하게 하는 운동과는 거리가 있다.

적당한 조깅도 좋고 1시간 정도라면 빠른 걷기, 일반적인 걷기라면 2~4시간 정도면 좋다. 완만한 산이라면 한 시간 이상 걷거나, 수영이나 자전거 같은 운동은 체력도 기르고 정신도 맑게 해 준다. 우리 동네 여기저기에 운동을 할 수 있는 기관들이 상당히 많다.

사람도 동물이다. '동(動)'은 움직인다는 뜻이다. 모든 동물은 움직이면서 산다. 아니 움직여야 살 수 있다. 움직이지 않고 식물처럼 살면 몸에 탈이 난다. 끊임없이 움직이며 단련을 시켜야 몸이 가볍고 편안해진다. 동물의 기본적인 습성을 없애버리고 편안함만 추구하다가는, 인간으로서 누릴 행복을 누리지 못하게 될 수 있다.

5. 균형이 잡힌 운동방법

환자 상담 중 “운동을 하십니까”라는 질문을 하면 “아니오”라는 대답을 자주 듣게 된다. 특히 만성질환과 생활습관병 환자들 가운데 운동만 해도 훨씬 나아질 텐데 하는 마음이 들 때가 있다.

이와는 반대로 운동을 너무 지나치게 해 문제가 되기도 한다. 운동중독증 수준으로 운동하다 여기저기 골병이 드는 것이다. 한쪽 운동만 하면 더 심하게 망가진다. 운동 선수나 코치들은 운동을 너무 많이 해 아프다며 웃곤 한다. 한 일본인 의사는 자신의 책에서 “운동을 하면 다칠 수 있어서 위험할 수 있으니 운동을 안 하는 것이 더 건강하게 지낼 수 있지 싶다”라고 말하기도 했다.

이렇게 운동을 많이 해도 건강에 문제가 될 수 있다. 지나치지도 모자라지도 않는 균형을 잡아야 하는데, 그러기 위해서는 어떤 원칙이 필요할까? 운동을 할수록 더 건강해지고 면역이 좋아지는 비법은 무엇일까? 그에 대해 5가지로 정리해 본다.

운동을 할 때 이 5가지 원칙에서 하나라도 더 지킬 수 있도록 노력해 보자.

1) 근력뿐만 아니라 유연성도 기르자

운동이라고 하면 근육이 빵빵한 모습을 먼저 떠올리는 분들이 많을 것이다. 근력은 백번 강조해도 좋지만, 근육 운동만큼이나 유연성 운동도 꼭 해 주어야 한다. 나이가 들수록 혈액순환이 안 될수록 유연성이 떨어진다. 스트레칭과 같은 방법으로 유연성을 좋게 만들어 주면서 근력운동도 병행하자.

운동 전후에 5분 정도만 하는 단순한 스트레칭이 아니라 최소 20분 이상 진행해서 한 시간 정도는 몸 구석구석을 다 스트레칭 해 줄 정도로 깊이 있게 해 보자.

2) 균형을 맞게 하자

사람들의 움직임을 보면 좌우 밸런스가 맞지 않는 경우가 참 많다. 모습만 봐도 쉽게 알 수 있는데, 좌우 어깨의 높낮이, 척추의 틀어짐, 골반 균형 등을 보면 된다.

많은 스포츠가 한쪽 운동을 하게 된다. 양쪽을 쓴다고 해도 유달리 한 쪽을 더 많이 쓸 수 밖에 없는 구조의 운동이 많다. 그러니 좌우양쪽을 고르게 사용하는 운동을 추가해 보자.

좌우의 균형뿐만 아니라 앞뒤의 균형도 중요하다. 항상 앞으로만 살다보니 뒤를 위한 근육들이 제대로 형성되지 않는다. 전후좌우의 모든 균형을 맞출 수 있도록 해 보자.

3) 내장기에도 자극을 주자

몸 겉에서 보이는 근육에만 치우치지 말고, 속근육과 내장기 근육도 자극이 되도록 운동하자. 내장 기관도 겉은 근육으로 되어 있다. 내장기까지 자극을 주려면 호흡을 깊게 해 숨이 차고, 몸 전체 진동을 줄 수 있어야 한다.

쉬운 운동이 유산소 운동이다. 뛰고 달리면서 숨이 가빠지면 내장기들이 자극을 받는다. 절운동을 하는 것, 요가 수행할 때 호흡을 깊이 있게 하는 것도 장을 자극하는 방법이다. 여러 가지 제

약이 있지만, 승마운동은 내장기를 정말 강하게 자극한다.

4) 재활이 되도록 하자

어떤 운동은 관절에 무리를 주고, 인대나 근육을 다치게 하기도 한다. 스포츠를 즐기다 보면 부상의 위험도 항상 따라다닌다. 즐거운 순간이 많지만, 한 번 다치면 정말 곤욕이다.

그런 운동을 즐기더라도 꼭 재활하는 방식의 운동을 통해 보완해 주어야 한다. 만약 운동을 즐기지 않더라도 몸에 질환이 있을 때는 재활을 목적으로 하는 운동을 해주면 빨리 치료가 된다. 근골격계 질환뿐만 아니라도 여러 내과 질환에서도 운동은 중요하다.

5) 명상이나 깊고 일정한 호흡을 하자

명상에는 여러 가지 방법이 있지만, 의식을 집중하고 몰입하는 것도 명상의 한 방편이다. 운동하면서 몰입하는 상태로 가게 되면 저절로 명상도 하는 것이라 하겠다. 혹은 운동 전후에 명상하는 시간을 따로 마련하면 정말 좋다. 특히 명상의 집중 상태가 되면 호흡이 일정해진다. 가늘지만 일정한 호흡이 편안하게 이루어지면 몸의 회복능력도 정말 좋아진다.

6. 아침을 먹자

진료하다 보면 아침식사를 안 하는 분들이 생각보다 엄청나게 많다는 사실에 깜짝 놀란다. 때로는 아침식사를 하는 비율이 더 적게 느껴지기도 한다. 아침식사를 안 해서 환자가 되는 것인지, 환자분들만 아침식사를 안 하는 것인지는 알 수 없지만 아침식사가 면역력에 큰 영향을 미치는 것은 잘 알려진 사실이다.

초등학생까지는 아침을 잘 먹는 것 같다. 중학생이 되면서 무슨 일이 일어나는 것일까? 중학교 때부터 "10분 더 잠을 자기 위해서", "아침을 안 먹는 습관 때문에", "아침을 먹으면 부대껴서", "지각하니까" 등 무수한 핑계로 아침을 거른다고 한다. 그런 이유들처럼 아침식사를 안 하면 여러모로 편하긴 하다.

하지만 여러 연구에서 아침식사를 하는 것이 두뇌 활성화에 좋다는 결과를 내놓고 있다. 에너지원인 당분이 아침에 적절히 공급되어야 두뇌가 활발하게 작용한다는 것이다. 아침식사를 이 책의 주제인 한의학적인 면역이론으로 생각해 보고 싶다. 한의학은 인체의 생활리듬이 자연계의 리듬과 같을 때 편안함을 유지한다는 점을 관찰했다.

밤이 되면 잠자리에 들어 에너지를 비축하고자 한다. 새벽이 되면 온도가 뚝 떨어진다. 사람의 체온도 새벽에 뚝 떨어지기 때문에 이부자리를 차버리고 자다가 새벽에 소스라치며 깨는 일도 생긴다. 새벽을 지나 아침이 되면 태양이 떠오르면서 자연계에 따뜻한 기운이 퍼지기 시작한다. 이런 따뜻한 기운을 한의학에서는 양기라고 부른다. 밤새 움츠렸던 기운이 아침이 되면 쭉 펴져 따뜻함이 이곳저곳에 무리 없이 퍼져야 한다. 한 번에 쭉 퍼지게 하려고 기지개를 켜기도 한다. 아침은 체온을 보존해야 하는 시기다. 밤새 떨어진 체온을 아침에 되돌리지 못하면 신체의 기능이 제자리를 찾지 못하고 낮까지 찌뿌둥해진다. 그런 의미에서 아침식사는 꼭 해야 한다. 잠자는 시간이 부족해지면 또 체온이 떨어지기도 하니, 수면 시간은 확보하면서 아침식사를 하려면 일찍 자는 수밖에 없다.

우리 몸에서 양기를 퍼뜨리는 장기가 바로 비위다. 비위는 음식물이 들어오고 영양분을 흡수해서 온몸 구석구석까지 기운을 퍼뜨리는 첫 번째 기관이다. 따뜻한 기운이 퍼지기 위한 준비를 하는 아침 시간, 따뜻한 식사가 몸에 들어와 구석구석으로 양기를 퍼뜨리면 우리 몸 세포 하나하나가 깨어나기 시작한다. 그리고 비로소 장기들이 제대로 작동하기 시작한다.

아침식사를 하는 사람과 안 하는 사람은 체온 유지에서 큰 차이를 보인다. 아침식사를 하는 사람들은 확실히 체온이 잘 유지되며 신체 대사가 활발하다. 아침식사를 안 하던 사람이 갑자기 하게 되면 몸에 따뜻함이 퍼지는 것이 익숙지 않아서 부대끼게 된다. 갑자기 양기가 퍼지면 나른하게 인식이 되어서 졸음이 오는 듯 느낀다. 그래서 오랜 기간 습관이 안 된 사람은 시간을 두고 천천히 식사량을 늘려서 습관화하기 바란다.

아침식사라고 해서 밥, 국, 반찬까지 모두 잘 차려서 먹을 필요는 없다. 채소와 과일, 두부와 견과류, 버섯, 해초 등 채식 위주로 샐러드 형식으로만 간단히 먹어도 된다. 이때 주의해야 할 것은 시리얼에 우유를 부어 먹거나 주스 한 잔으로 때우는 것이다. 제대로 만든 시리얼이라면 영양 면에서는 문제되진 않지만, 시중에서 조사한 바로는 찾기가 어려웠다. 음식으로 들어오는 것은 통음식이 들어오는 것이 훨씬 좋다. 가루 형태로 만든 것은 신속히 흡수되는 장점은 있지만 지속적인 섭취는 삼가는 것이 좋다. 거기다 우유를 붓는데, 우유는 건강 측면에서 생각할 거리가 많은 식품이다. 어쩌다 가끔 마시는 것은 이해할 수 있지만, 매일 마시는 것이 과연 좋은 것인지 꼭 공부하기를 바란다. 아침에 시리얼에 찬 우유를 붓고 제대로 씹지 않고 먹으면 속만 더부룩해지고 장이 나빠지는 경우가 훨씬 많다.

아예 안 먹는 것보다는 갈아서 만든 주스 한 잔을 마시는 것이 좋지만, 가급적 채소를 씹어 먹는 것이 훨씬 좋다. 간편하게 먹기 위해서 주스로 만들어 먹는다지만, 이렇게 해도 갈아 먹는 기계를 준비해야 하고 그 기계를 세척도 해야 한다. 그냥 채소와 과일을 씹어먹는 것이 가장 간편한 것이 아닌가? 채소와 과일을 갈아서 붓는 시간에 아싹 베어 물어서 씹는 것이 더 좋다. 주스로 마시게 되면 혈당이 급하게 솟아오르기 때문에 당뇨인 분들은 조심하는 것이 좋고, 당뇨가 아니라도 당이 급히 오르는 건 건강에 안 좋은 일이다. 씹어 먹는 것과 주스로 마시는 것은 몸속에서 영양 흡수 과정에서 차이가 많다.

체온을 올리고 장운동을 시키는 등 씹는 동작 하나에 담긴 여러 가지 건강학적인 의미를 뒤의 자율신경을 안정시키는 비법에서 정리했다. 건강을 위해서 꼭 살펴보기를 바란다.

7. 절식을 해 보자

몸을 차갑게 만드는 원인 중 하나가 몸속 노폐물이다. 장에 숙변으로 불리는 독소가 가득하면 온몸의 순환이 정체되고 이어서 몸이 차가워진다. 몸이 무겁고 붓고 컨디션이 떨어진다. 둔해지는 느낌을 지울 수 없다. 차가워지면 활동성이 떨어지니 당연한 현상이다. 방법은 간단하다. 노폐물을 빼면 된다. 그것이 바로 해독, 디톡스다.

디톡스는 안 좋은 것을 빼서 없애는 것이 기본 개념이다. 우리가 쉽게 실천할 수 있는 방법 중 하나가 절식이다. 절식은 식사를 줄인다는 개념으로, 단식처럼 완전히 끊는 것과는 다른 개념이다. 단식은 심지어 물까지도 안 마시기도 한다. 영성이나 신념 차원의 문제가 아니라면 대개 소금물을 마시는 경우가 있다. 이 때까지를 단식이라 부른다. 물 이외에 다른 것을 마시거나 먹게 되면 단식이라기보다는 절식이라는 용어를 쓰고 싶다.

절식은 음식을 극단적으로 줄여서 먹는 것이다. 보통은 주스 형태의 음료로 된 것만 마신다. 음료로 영양소를 보충하고 거대 영양들은 최대한 배제하는 것이 절식의 방법이다. 한약도 약초로 만든 주스나 음료의 개념으로 볼 수 있다. 치료를 받는 분들은 한약으로 절식요법을 진행하는데, 한약으로 기운을 섭취하면서 진행하면 가장 안전하고 효과적이겠지만 집에서는 그럴 여건이 안 될 경우가 더 많다. 그래서 약차 혹은 건강 주스 섭취를 지도해 드리곤 한다.

이때 따뜻하거나 그 이상의 온도인 것을 마시는 게 팁이다. 그래야 몸에서 나쁘게 쌓여 뭉친 것(한의학에서 부르는 '적積')이 빠져나간다. 보통 절식을 2~3일 정도만 하면 치료를 받아들이기 쉬운 몸 상태가 되는데, 살도 빠지고 장도 건강해지는 정도의 경험을 한다. 몸도 훨씬 가벼워진다. 다만 음식이 갑자기 중단되기 때문에 체온은 살짝 떨어지는 듯한 느낌이 있다.

3일 이후에서 1주일 이내에는 서서히 사람마다 개성 있는 변화가 생긴다. 이때부터 오히려 몸에서 체온이 올라가는 것을 느끼게 된다. 정신이 맑아지고 차분해지면서 다른 에너지가 생기는 것을 느낄 수 있다. 이 정도 기간 이상을 하려면 곁에서 지켜보고 지도해 줄 사람이 꼭 필요하다. 난치병을 치료하는 경우 한의학적으로 접근할 때는 이 절식요법을 5주 정도 기간을 한 세트로 해서 진행한다. 5일이 아니라 무려 5주다! 이 정도를 하려면 몸을 관찰하고 돌보거나 지도하는 사람이 반드시 필요하다.

경험상 무리가 없는 차원에서 혼자서 몸을 돌보며 할 수 있는 기간으로 1주일 이내가 무난하다. 몸에서 진행되는 여러 반응 중 하나가 장에서 숙변이 제거되는 것이다. 먹는 것이 없는데도 변이 빠져나오는 게 신기할 때가 있다. 그러면서 몸에서 편안한 기운이 흐르며 순환되는 느낌을 받는다. 이런 상태에서 깊은 호흡을 하고 적절한 면역운동을 하면 몸에서 후끈거리는 에너지를 느낄 수 있을 것이다.

물론 명현 현상으로 불리는 호전반응이 있을 수 있다. 장으로 나가는 독소 외에 땀으로 배출되는 탓에 냄새가 나기도 한다. 어지러움을 호소하기도 하는데, 대부분 먹는 것이 부족해서가 아니라 이런 것을 처음 경험해 본 탓에 생기는 정신적인 문제다. 이런 반응들이 호전 쪽의 방향인지 혹 부작용인지를 구별하면서 진행해야 한다. 건강을 위해서나 몸의 에너지를 한 단계 끌어올리기 위해서 하는 절식요법. 면역을 올리는 방법의 하나로 꼭 해 보시길 권한다.

한두 달 절식하면 나타나는 6가지 신기한 반응

다이어트에 돌입한 지 한 달째 되는 여성이 있었다. 보통 한 달이면 평균 4~6킬로그램을 감량하는데, 그는 겨우 2킬로그램 감량에 그쳤다. 목표 달성이 안 되면 본인도 초조하지만, 치료하는 의사도 답답하기는 마찬가지다. 치료에 진전이 없어 다시 처방전을 살피며 왜 그런지 이유를 하나하나 캐봤다. 다이어트의 핵심은 식단 조절에 있으니 먹는 것을 끼니마다 적어 보라고 했다. 3일에 한 번씩 적어낸 식단을 보던 직원들이 열흘쯤 지나 한마디 한다.

"이렇게 많이 먹으니 안 빠지죠!"

이분에게 다시 집중교육을 했다. 그랬더니 돌아오는 답이 이랬다.

"원장님, 이렇게 적게 먹고 어떻게 살아요. 저는 먹는 게 낙인데."

그런데 어쩌랴. 먹어가면서 살을 뺀다고 하는 건 정상적인 게 아니니. 재미난 것은 처음에 이렇게 억울한 듯 호소하는 분도 한두 달 지나 절식 위주의 식단에 적응하면 신기한 듯 이야기하는 게 있다. 절식을 할 때 나타나는 반응들을 아래에 정리해 보았다.

첫 번째, 이제 적게 먹어도 괜찮다는 생각이 든다.

이 말은 적게 먹어도 힘이 나니 에너지 효율이 높아졌다는 뜻이다. 면역식단이 제대로 작용하면 에너지 효율이 높아지고 먹는 양에 비해 훨씬 더 큰 힘이 난다. 몸에 불필요한 성분이 빠지면서 해독이 된 만큼 좋은 기운이 더 활발해지는 것이다. 이런 경우 조금 많이 먹게 되면 더 큰 힘이 난다. 하지만 포만감 위주이거나 영양 불균형적인 식사를 하면 또다시 노폐물이 끼고 몸 전체의 대사 효율이 떨어진다. 물론 음식의 양은 활동량을 참고해 정해야 한다.

두 번째, 어느 순간부터 행복하다는 생각이 든다.

면역식단에 몸이 적응하면 뇌세포의 활동이 활발해진다. 명상하는 사람은 대부분 절식을 한다. 정신적인 활동을 활발하게 하려면 육체적인 활동을 줄여야 하기 때문이다. 뛰어다니는 것뿐만 아니라 몸 안에서 일어나는 대사작용도 육체 활동이다. 뱃속의 활동이 많아지면 정신집중이 힘들다. 포만감은 일시적인 만족을 주기 때문에 금세 또 채워야 만족이 이어진다. 공복에서 행복을 느끼는 순간 정신작용이 활발해지면서 편안하다는 생각이 든다. 실제로 면역식단으로 다이어트를 하는 분은 어느 순간 명상하는 느낌을 받는다고 한다. 평소에 탄수화물과 단 음식을 많이 먹어 저혈당 증상이 있는 경우 이런 느낌을 받기까지 시간이 꽤 걸린다.

세 번째, 아픈 곳이 사라진다.

허리와 무릎은 체중의 직접적인 영향을 받는다. 이런 곳의 통증은 체중이 5퍼센트만 줄어도 상당 부분 사라진다. 식단을 제대로 실천하면 체중이 실리지 않는 목과 어깨도 가벼워지고, 오십견이 낫는 경우도 종종 본다. 이 주변의 독소가 빠지고 혈액순환이 좋아져서 생긴 결과다. 눈이 맑아지고, 두통이 사라지며, 뱃속이 편안해지는 것은 당연하다. 우울증이나 공황장애, 불면도 나아진다. 면역 관련 질환, 내분비질환 등이 개선되는 임상 사례가 매우 많다.

네 번째, 몸이 가벼워지니 신난다.

당연하다. 꼭 체중을 줄이지 않더라도 식단을 건강하게 하면 정상적인 체중으로 가고 군더더기 살이 정리된다. 가벼워지는 즐거움을 느끼면 절식하는 재미가 생긴다. 붓기가 쏙 빠지는 것만으로 얼굴 라인도 살아나고, 약간만 체중이 줄어도 몸매가 드러날 때 느끼는 재미는 잠깐 포만감을 들 때 느끼는 것과 다른 차원이다.

다섯 번째, 식단 구성이 자연스러워진다.

처음에는 준비하는 것이 참 어렵고 힘들다. 무엇을 어떻게 먹어야 할지 마트에 가도 보이지 않는다. 여러 시행착오를 거쳐 두어 달 실천하고 나면 식단을 제대로 구성하는 법을 알게 돼 응용도 가능하고 꾸준히 할 수 있는 힘이 붙는다. 보통 습관이 형성되는 시점이 두 달 정도 되는 때다. 지속하다 보면 어느새 자연스럽게 건강 식단을 준비하고 있는 모습을 발견할 것이다.

여섯 번째, 조금 많이 먹거나 인스턴트를 먹더라도 대처하는 방법을 찾는다.

이것이야말로 다이어트뿐만 아니라 모든 질병에서의 요요를 방지할 수 있는 가장 큰 힘이다. 맛있는 것도 먹고, 과식할 때도 있고, 지인과 어울리다 보니 여러 음식을 먹을 수밖에 없는 때가 많다. 식사조절을 하는 습관을 들이다보면 이런 때가 와도 자동으로 몸이 알아서 처리할 수 있는 능력이 생긴다. 그리고 다른 습관으로 행동을 바꾸게 되고, 몇 번 식단조절을 잘 못 하더라도 몸을 회복시키는 힘이 생긴다.

배불리 먹는 것은 인류의 숙원이었다. 조선시대에는 굶어 죽는 경우가 부지기수였다. 전쟁 시기는 말할 것도 없다. 지금도 북한이나 아프리카의 경제적 후진국, 인도의 빈민가에선 배를 곯고 심각한 영양부족 증상에 시달리는 수많은 사람을 본다.

하지만 이제 대부분 지역의 사람들은 먹는 문제가 해결됐다. 많은 곳에서 오히려 영양 과잉 상태에 있다. 인류의 숙원이 해결돼 그걸 만회하려 하는지 하루 세끼가 너무나 풍족하다. 먹고자 마음만 먹으면 무엇이든 먹을 수 있다. 그런데 갈수록 움직이는 활동시간은 사라지고 있다. 시간을 내서 운동하기는커녕 걷기조차 안 한다.

일이 많고 너무 바빠 여유가 없는데 먹는 것은 풍족하니, 급하게 아무것이나 쑤셔 넣듯 먹는다. 차가 있다면 최소한의 걷기도 못 할 때가 많다. 집 현관에서 주차장까지, 그리고 주차장에서 회사까지 걷는 것이 전부인 날도 있다. 그나마 그 길조차 엘리베이터와 에스컬레이터에 편안함을 맡기고 있다.

아이들도 덩치가 점점 커지고 있다. 초등학교 앞엔 통통함이 도를 넘어 걱정스러워 보이는 아이들이 줄을 서서 지나간다. 아이부터 어른까지 활동량은 줄고, 먹는 양은 어마어마하게 늘어났다. DNA가 적응을 못 하는 듯 예전에 없던 질환이 많아지고 있다.

지금 필요한 것은 이런 불균형 속에 균형을 찾기 위해 절제하는 식사 습관을 갖는 것이다. 그것을 통해 독소를 빼는 해독, 에너지 대사를 높이는 면역이 중요하다. 몸이 가진 에너지를 음식물을 분해해 변 만드는 데가 아니라, 올바른 활동을 하고 맑은 정신을 유지하는 데 써야 할 것이다.

앞에서 말한 두 분은 나머지 두 달 동안 열심히 해서 결국은 10킬로그램을 감량했지만, 습관이 뒤늦게 형성돼 얼마나 유지할 것인가가 앞으로의 과제로 남았다. 절식의 즐거움을 조금 느끼고, 가벼움을 경험했으니 노력이 아까워서 계속 잘해 갈 것이라 믿는다.

8. 운동만으로는 살을 빼기 어렵다

아는 동생이 어깨가 아프다며 한의원에 치료차 왔다. 몇 년 만에 만나니 몰라보게 살도 빠졌고, 뭔가 스타일이 달라 보였다. 전에 만났을 때는 다이어트 치료를 할 정도였는데 이젠 다이어트 모델을 해야겠다고 농담을 건넸더니, 안 그래도 진짜 모델 일을 하고 있다고 했다. 폭식으로 살이 쪘다가 어느 순간 마음을 다잡고 열심히 식단과 운동을 병행해서 늘씬하고 탄탄한 몸매가 되었다고 한다. 그 뒤 모델 일을 시작했고 그것이 인생의 전환점이 되었다고 한다. 운동을 너무 많이 한 탓에 어깨 부상이 있긴 했지만 침과 추나요법으로 치료하고 나니 많이 나아졌다.

치료를 받으며 그 동생이 나에게도 모델을 권했다.

"형님도 도전을 좋아하시니 모델에 도전해 보면 어떨까요? 한 달 반 뒤에 모델대회가 있거든요. 마침 이번에 시니어 모델 부분이 있어요. 거기 도전해 보세요."

"시니어 모델에 나가 보라고? 머리 희끗희끗한 분들이 은퇴 이후에 새로운 삶을 살기 위해서 하시는 일 아니야?"

"형님, 시니어 모델은 만 45세부터랍니다. 그리고 연세가 있는 분들도 모델 일을 하고 있지만, 시니어라도 몸을 만들어서 나오면 모델로서 더 좋은 거 아닐까요? 디자이너들이 시니어 모델에게 옷을 입힐 때 배가 나온 탓에 한계가 있다고 하는 경우가 종종 있거든요."

아, 시니어의 기준이 45세라니……. 나이야 어쨌든 솔직히 모델 활동을 할 생각은 해 본 적이 없었다. 정확하게는 끼가 모자란 사람이 쟁쟁한 사람들과 무대에서 겨루는 것이 부끄러운 면도 있고, 옷을 사 모으는 사람도 아니고, 모델이라니……. 그래도 몸을 만들어 보는 것은 솔깃했다.

결론부터 말하자면 나중에 경험하고 보니 참 잘한 도전이었다. 처음에는 말 그대로 '도전'이라는 생각으로 시작했고, 어차피 한 번 하는 거 좋아하는 운동에 매진해 보고 몸에 대한 기록을 남겨 보자는 마음이었다. 결국은 모델 대회까지 진행하게 되었고, 코로나 사태로 인해서 2주가 연기되어 거의 두 달을 꽉 채우고 무대가 개최되었다.

이 동생이 나에게 건 조건은 딱 하나였다. '복근'만 만들어 보라는 것. 까짓거 하면 되지 뭐. 그런데 문제가 딱 하나 있다. 당시로서는 6주, 결국은 8주 채 안 되는 기간이었지만 어쨌든 두 달 만에 만들어야 했다. 평소에 운동도 꾸준하게는 하고, 식단관리야 의지로 하면 되겠고, 평소에 환자분들 다이어트 치료를 하면서 방법은 다 아니까. 무엇보다 나에겐 한약도 있고, 영양제 처방도 하고 있었으니 보조요법들까지 준비는 언제나 되어 있다. 남은 건 체지방을 태우는 것뿐이었다.

복근을 만들기 위해서는 체지방을 줄여야 한다. 체지방률이 15퍼센트 이하가 되어야 복근이 희미하게 나타난다. 10퍼센트 내외가 되면 선명하게 드러나며, 피트니스 대회에 출전하는 선수들은 8퍼센트 이내로 유지하면서 대회 시즌에는 5퍼센트 아래로 떨어뜨린다고 한다. 물론 이런 정도의 체지방량이 꼭 좋다고는 할 수 없다. 정상적인 정도의 체지방이 있어야 더 건강한데, 이 정도까지 무리하게 빼면 지방이 모자라서 생기는 문제들이 발생한다. 면역 문제도 생기고, 대사이상, 기운이 빠지는 등 여러 가지로 드러난다. 10퍼센트까지야 어떻게든 가보겠다고 결심하고, 기왕에 해 보는 것 할 수 있는 데까지 빼보기로 마음먹었다. 체성분과 세포수분을 체크하니 체지방률 19퍼센트에, 수분대사는 정상적으로 나왔다. 체지방률이 생각보다 높게 나와서 평소에 진짜 많이 먹고 다니긴 했나보다 하고 반성의 시간을 잠시 가졌다.

결론부터 이야기하자면 체중은 식단 조절을 통해서 빼는 것이고, 몸매는 운동을 통해서 다듬는 것이다. 이 두 가지를 함께하는 것이 금상첨화겠지만, 어쨌든 이 둘에 대해서 잘 구분을 하고 다이어트에 돌입하는 것이 좋다. 간혹 '운동하면 살이 빠지지 않나?' 하고 생각하는 사람이 있어서 더욱 강조하고 있기도 하다.

운동을 하면 살이 빠질 수도 있지만, 찌는 경우도 많다. 운동해서 살이 빠지려면 하루에 일반적인 백반 세끼를 먹는다고 가정했을 때 아마도 최소 4시간 이상을 매일 운동선수만큼 하면 빠질 가능성이 있을 수도 있겠다. 아마 운동을 해 본 사람이라면 알 것이다. 운동하면 오히려 살이 더 잘 찐다는 것을. 정확하게는 근육도 그만큼 늘기 때문에 어쨌든 전체적인 체중 면에서 보면 늘어날 수도 있다는 말이다. 운동하면 식욕도 늘고, 흡수도 늘어나고, 대사도 잘 되어서 팍팍 찔 수도 있다.

운동으로 체중을 줄인다는 사람을 주변에 본 적이 있는 것 같다면 그 사람에게 물어보라. 당연히 식단을 병행하고 있을 것이다. 만약 그렇지 않다고 한다면 질병이 있을 것이니 한의원이나 병원에 가서 체크해 봐야 한다.

체중 감량은 식단, 몸매는 운동이다. 울퉁불퉁한 근육질의 몸매로 보이고 싶은지, 날씬하고 날렵하게 보이고 싶은지 기준을 잡으려면 이런 조건을 알아두면 방향을 정할 때 도움이 된다. 남자와 여자가 바라는 체중과 몸매가 다르며, 20대와 30대, 40대, 50대 이상이 생각하는 다이어트와 목표 결과가 다르고, 일반인과 선수 및 모델, 연예인 같은 특수한 상황에 있는 사람들의 경우가 또 다르다. 치료한다면 개인마다 다른 솔루션을 제시하겠지만, 지면상에서는 일반적인 사람이 어느 정도의 평균적인 다이어트를 할 때를 가정하고 이야기를 지속할 생각이다.

자, 여기서 퀴즈. 복근을 만드는 데는 식단이 중요할까, 운동이 중요할까? 만약 장시간을 투자할 수 있거나 운동량이 선수급이라면 운동도 큰 역할을 할 수 있다. 하지만 복근은 누구나 가지고 있는 속에 있는 근육을 바깥으로 내보이는 작업이다. 그래서 체지방을 걷어 내서 저기 안쪽 깊은 곳에 숨겨진 것을 찾아야 한다. 운동으로 열심히 복부의 근육을 자극해서 키우고 또 키워봐야 커지는 데는 한계가 있다. 그나마 뱃살이라고 부르는 바깥층 지방이 버티고 있으면 바깥으로 나오지도 않는다. 복근을 드러내는 데는 식단으로 체중 감량을 하면서 지방을 없애는 것이 순서다. 물론 복근운동을 해 주면 더 빨리, 제대로, 확실하게 만들 수 있다. 근육의 알을 만들어주면 자리를 딱 잡는다. 운동이 필요 없다는 것이 절대 아니다. 우선순위를 정하고 원리를 올바르게 이해해야 한다는 뜻이다.

1년에 10킬로그램 빼려면 탄수화물은 얼마나 먹어야 할까?

저탄수화물과 고지방을 말하는 '저탄고지' 식단이 많은 논란을 낳은 적이 있다. 이 식단이 처음 시작된 스웨덴에서도 정부가 인정하지 않는다고 공식 발표했다. 다분히 서양식 식단의 관점에서 접근했기 때문에 동양인에게 적용하기에는 체질적인 무리가 있는 면도 있다. 탄수화물에 대한 경고를 한 점, 지방이 나쁜

게 아니라 좋은 영양소라는 점을 알려준 공은 크다. 하지만 탄수화물이 나쁘다는 식으로 몰아가기도 했고, 잘못된 지방 식단으로 오해도 많이 불러일으켰다. 사실 어떤 이론이든 받아들이는 사람이 잘 공부한 후에 적용해야 하는데, 언론에서 고기를 먹는 것만 부각한 탓도 있지 않을까 생각해 본다.

탄수화물을 지나치게 먹은 탓에 생기는 문제에 대한 연구가 많은 상황에서 저탄수화물을 시도해 보는 것은 나쁜 선택은 아니다. 저탄고지 식단의 핵심은 저탄수화물인데, 사람들은 뒤의 고지방에 더 집중했다. 아마 고기를 마음껏 먹어도 된다는 것에서 위안을 얻는 것이 아닐까 한다. 지나치게 탄수화물을 많이 먹기 때문에 탄수화물의 양을 조절할 필요가 있다.

고탄수화물 식단으로 다이어트도 하고 건강을 찾은 분도 많다. 지난 탄수화물 편에서 말한 것처럼 사실 탄수화물 자체가 문제가 되는 것은 아니다. 탄수화물이라고 통칭하지만, 좋은 탄수화물이냐 나쁜 탄수화물이냐를 꼭 구분해야 한다. 탄수화물을 많이 먹고도 건강을 유지하고 다이어트를 잘하는 사람들은 좋은 탄수화물을 먹은 덕분이다. 통곡식을 먹고 여러 곡류와 뿌리채소, 다양한 과일을 골고루 섭취한다.

반면 가공식품, 과자, 아이스크림, 튀김, 설탕, 과당, 식품첨가물은 나쁜 탄수화물이다. 우리가 편하게 먹을 수 있는 음식들 곳곳에 이런 나쁜 탄수화물이 너무나 많다. 나쁜 탄수화물은 먹자마자 뇌에서 행복감을 느끼게 설계돼 있다 보니 손이 자꾸 간다. 설탕의 달콤한 맛, 과자 속 감칠맛, 아이스크림 풍미의 유혹은 참아내기가 어렵다. 이런 탄수화물을 자주 먹다 보니 고탄수화물 식단이 되는 것이고, 그래서 피가 끈적해지면서 호르몬 체계에 이상이 생긴다.

좋은 탄수화물은 먹기가 쉽지 않다. 쌀을 비롯한 곡류는 가급적 현미나 통곡 상태로 준비해야 하고, 씻어서 물을 적당히 부어 불 조절을 잘해야 한다. 거기다 밥만 지어서는 안 되고 여러 반찬까지 준비해야 하니 번거롭게 여겨진다. 그래서 다 조리해 놓은 배달음식이 유행이다. 문제는 배달음식의 대부분이 설탕으로 맛을 낸 것이라는 사실이다.

통곡은 식감이 깔끄럽고, 바로 흡수가 되지 않아 포만감을 느끼거나 기분이 좋아지는 데도 시간이 걸린다. 꼭꼭 씹어야 속에서 단맛이 겨우 나온다. 과일은 껍질째 먹자니 싫기도 하고, 채소는 쓴맛 나는 것이 많아 멀리하게 된다. 달콤한 맛에 길들면 채소의 아주 작은 쓴맛에도 거부감이 생기기 때문이다. 뿌리채소는 쓴맛이 더 심하다. 단맛, 매운맛, 짠맛은 마음만 먹으면 어디를 가나 먹을 수 있다. 쓴맛, 신맛은 건강을 챙기기 위해 일부러 먹어야 한다. 여러 채소와 과일에서 쓰고 신맛을 느낄 수 있어야 조화로운 맛을 익힐 수 있다.

좋은 탄수화물을 먹는다는 전제하에 적당한 섭취는 다이어트에도 좋다. 다이어트를 하는 목적이 복근을 만들려고 지방을 태워야 한다면 탄수화물의 양을 극단적으로 조절해야 한다. 건강한 면역을 위한 다이어트에는 좋은 탄수화물은 200그램 이상 먹어도 전혀 문제가 되지 않는다.

저탄수화물 식사에서 탄수화물은 하루 20그램, 50그램, 100

그램으로 단계를 나눈다. 밥 한 공기에 대략 60~70그램의 탄수화물이 있다. 하루 섭취량을 20그램으로 제한하려면 채식만 하고 나머지 탄수화물은 먹으면 안 된다. 50그램은 하루 밥 반 공기 먹고 채식을 하는 것이고, 100그램은 밥은 한 공기, 나머지는 채식하면 채울 수 있다. 참 적은 양이다. 밥 두 공기 이상 먹고, 채식은 듬뿍 먹는 정도라면 고탄수화물에 속한다.

만약 여러분이 체중 감량을 급속도로 하고 싶다면 20그램까지 줄여보자. 당뇨나 고지혈증으로 오래 고생했거나, 다른 질병이 심각하거나, 고도비만 등의 여러 이유가 있다면 2~12주 동안 시도해 볼 것을 추천한다.

100그램으로 줄이는 것도 상당히 많은 노력이 필요하다. 약간의 질환이 있거나 건강상의 이유로 체중 감량을 해야 하는데, 한 달에 2킬로그램씩 꾸준하게 체중을 줄이면서 1년간 10~20킬로그램 사이로 조절하겠다는 마음을 먹은 분이라면 시도해 볼 만하다.

적당하게 다이어트를 하고 질환을 예방하면서 건강하게 지낼 목적으로 식단을 조절하는 분. 그리고 1년에 5~15킬로그램 사이로 조절해도 되는 분들은 하루 200그램 이상 건강한 탄수화물을 먹어도 충분하다. 저탄수화물이라는 단어 자체에 매몰되지 말고, 이 단어가 진정 의미하는 것이 무엇인지 생각하자. 제대로 실천하고 건강도 다이어트도 챙기게 되길 바란다.

9. 꼭 알아야 할 숙면법

잠이란

숙면이 건강에 있어서 얼마나 중요한 것인지는 두말할 필요가 없다. 숙면이야말로 최고의 보약이다. 잠을 못 자면 신체 여러 곳에서 이상 신호가 나타난다. 잘 때 성장 호르몬이 나온다는 사실은 잘 알려져 있다. 어릴 때는 성장 호르몬이 키를 성장시키는 데 주로 작용하지만, 삶의 전 과정에 걸쳐서 몸을 회복시켜주는 호르몬이기도 하다. 잠을 잘 때 성장 호르몬이 자연적으로 분비된다. 수면에 관한 또 다른 호르몬인 멜라토닌 호르몬은 빛에 반응하고 멜라토닌 호르몬의 양에 따라서 감정과 기분도 상당히 영향을 많이 받는다.

뇌과학에서 잠은 뇌에 쌓인 노폐물을 청소하는 시간으로 생각한다. 미국 로체스터 대학 메디컬센터의 마이켄 네더가르드 연구팀은 과학저널 《사이언스》에 '잠은 어른 뇌에서 대사산물 청소를 일으킨다'는 제목의 쥐 실험 결과 논문을 발표했다. 결과를 알기 쉽게 정리하자면, 잠을 자는 동안 뇌 속의 공간이 일정하게 벌어지면서 뇌 속 물질들이 훨씬 더 편안하게 순환되더라는 것이다. 그리고 치매와 같은 퇴행성 신경질환의 원인이 되는 베타아밀로이드라는 단백질을 주입하니 잠을 자는 쥐가 이 베타아밀로이드를 바깥으로 배출하더라고 한다. 이런 노폐물을 자는 동안 뇌 속의 물질 순환을 통해서 배출해내 뇌를 깨끗하게 정리하는 시간이 잠인 것이다.

잠이 뇌뿐만 아니라 신체 전체에 영향을 미친다는 사실은 여러 실험을 통해 밝혀졌다. 소위 수면박탈 실험이라는 것인데, 이런 실험들은 고문 방법으로 활용될 정도로 몸에 강력한 영향을 끼친다. 동물들은 잠을 못 자게 하면 며칠 혹은 몇 주 만에 죽기도 한다. 사람도 며칠 잠을 못 자게 하는 것만으로 환각이나 환청을 일으키고 몸의 신진대사가 현저히 떨어진다. 밤과 낮 구분을 못 하게 만들면서 잠도 못 자게 하면 이런 상태는 더 심해진다. 꼭 이런 실험이 아니라도 하루만 밤을 새워도 몸에 문제가 생긴다는 건 누구든지 아는 상식이다. 자연은 밤과 낮의 구분이 있어 낮에는 온갖 생명체들이 활발하지만, 밤에는 기운이 움직이지 않고 휴식을 한다. 휴식 시간은 회복의 시간이다. 몸의 건강을 자연계의 현상과 대비하여 해석하는 한의학에서 밤에 잠을 자서 회복한다는 사실은 너무나 당연한 일이다.

우리는 수면을 통해 몸을 회복하고 에너지를 보존한다. 또 세포재생이 이루어지며 면역이 증가되고 체온조절을 할 수 있게 된다. 면역과 관련된 3대 핵심 중에서 수면은 체온과 자율신경에는 특히 직접적인 영향을 미친다. 잠을 자는 시간 동안 충분히 피로회복을 해야 한다. 충분히 잠을 못 자서 피로가 풀리지 않으면 기운이 허해진다. 한의학에서 가장 중요한 치료 원리 중 하나가 기허즉병(氣虛則病), 기가 허한 곳으로 병이 들어온다는 것이다. 덧붙여 말하자면 기운이 허해지면 온도가 떨어진다.

뒷머리에 풍지, 풍부라는 혈자리가 있다. 이 부분에 기운이 허해지면 바람이 들어온다. 기운이 조금 허해서 바람이 약하게 들어오면 감기가 되고 기운이 많이 허해서 바람도 강하게 들어오면 중풍이 된다. 관절 부분에 기운이 허해지면 염증이 생긴다. 그것이 관절염이다. 손가락 관절부의 기운이 약하면 손가락 관절염이 된다. 이렇듯 한 부분의 기운이 약해지면 그 부분으로 나쁜 기운이 들어오게 된다는 것이 한의학의 아주 큰 이론이다. 기운이 약해지면 양기가 적어진다. 양기는 따뜻한 기운이다. 따뜻한 기운이 없어지니 차가워진다. 차가운 곳에는 염증이 생기기 쉽고 질병이 발생하기 쉬워진다.

잠을 못 자면 어디의 기운이 허해질까? 몸 전체의 기운이 허해진다. 온몸이 차가워지고 면역이 떨어져 질병이 들기 쉬운 상태가 된다. 잠을 못 자면 체온이 떨어지는 것을 느낄 수 있다. 손발이 차가워지고 붓는다. 순환이 안 되기 때문이다.

잠을 못 자게 되면 자율신경계도 조절이 안 된다. 잠을 푹 자서 낮 동안 활발해진 교감신경이 안정되고 부교감신경이 가동되면서 기운이 편안해져 에너지가 비축되어야 한다. 잠을 며칠 동안 제대로 못 자면 예민, 초조, 불안해진다. 신경 안정이 안 된다. 감정조절마저도 안 되어 우울증까지도 갈 수 있다. 자율신경 실조증으로 생기는 많은 면역 문제들에 대해서는 3부에서 다룬다. 우리 몸이 컨디션이 좋다거나 면역이 좋다라고 느끼는 느낌은 자율신경이 편안하게 조절될 때 가질 수 있다.

잠을 푹 자는 것만으로 체온이 조절되고 자율신경이 안정된다. 잠을 잘 못 잔다면 수단과 방법을 가리지 말고 잠부터 잘 자자.

하루 몇 시간 자야 할까?

잠은 하루 몇 시간 자는 것이 좋을까? 나폴레옹은 하루 4시간

이하로 잔 것으로 유명한 인물이다. 에디슨도 침대회사 광고에 등장해서 본인은 적게 자지만 잠자는 질이 더 중요하다며 잠을 푹 자는 것을 강조하였다. 반면 아인슈타인은 하루 10시간씩 잤다고 한다.

많은 연구 결과를 확인하고 한의원에서 진료하면서 쌓인 경험상, 평범한 사람이라면 최소한 하루 6시간은 숙면을 취해야 신체기능이 정상적으로 활동하는 듯하다. 4시간 이하로 자세 되면 신체 반응 속도가 45퍼센트 정도 떨어진다. 하룻밤을 새우면 창의력이 떨어지고 신체 반응 시간이 두 배까지도 길어지기도 한다. 수면을 줄여 일하는 양이 늘어나도 더 나쁜 결과가 나오는 것은 이처럼 효율이 떨어지기 때문이다. 또 많이 잔다고 해서 더 좋다고는 할 수 없다. 8시간 이상 아주 많이 잔다고 해서 피로가 확 회복되는 것은 아니다. 매일 적당한 시간을 집중적인 숙면을 취하고 이를 통해서 정상적인 기운을 가져야 한다.

통상 얕은 수면이라 불리는 렘 수면과 깊은 수면이라 불리는 논렘 수면이 바뀌는 시간이 한 시간 반 정도다. 잠을 자다 렘 수면으로 바뀔 때 잠을 깨면 개운하게 느껴진다. 수면을 1기, 2기, 3기, 4기와 이후의 렘 수면 등으로 구분하기도 한다. 1기가 5퍼센트, 2기가 45퍼센트, 3~4기의 깊은 수면이 25퍼센트, 렘 수면이 25퍼센트 정도 되는 것이 가장 좋은 수면의 패턴이다. 이런 수면패턴 등을 분석하고 한 시간 반씩 계산하면 6시간 내지 7시간 반 정도 잠을 자는 것이 피로회복을 해서 개운하게 일어날 수 있는 평균 수면시간이라는 결론이 나온다.

몸을 회복하는 성장 호르몬은 첫 논렘 수면에서 가장 많이 분비된다. 멜라토닌 호르몬이 많이 분비되면 숙면을 이룰 수 있는데, 저녁 10시부터 새벽 2시까지 빛을 차단한 상태에서 가장 많이 나오게 된다.

잠을 자는 시간은 매일 일정한 것이 좋다. 주중에는 대여섯 시간 자면서 눈이 충혈되도록 일을 하다, 주말이 되면 소파에서 종일 늘어지게 몰아서 자는 습관은 역시 수면의 질을 떨어뜨리는 원인이기도 하다. 매일 일정하게 7시간 반씩 잔다면 피로회복 속도가 상당히 빨라진다.

잠을 깨는 시간도 중요하다. 항상 일정한 시간에 깨는 것이 좋다. 전날 새벽에 자더라도 아침에 깨는 시간을 항상 일정하게 유지하면 나중에 수면패턴을 스스로 조절하기가 쉬워진다.

하지만 일정한 수면 패턴을 갖기란 참 어려운 일이다. 쫓기는 경쟁 속에서 아낄 시간은 잠뿐일 때가 많다. 수험생들은 잠을 안 자면서 공부를 하고 직장인들도 야근하고 나면 밀린 일을 밤새 하기도 한다. 반대로 일할 시간이 부족하면 놀 시간 역시 부족하니 그 시간을 밤에 하기도 한다. 그러다 보니 낮에는 잠이 부족한 사태가 벌어진다.

이런 사회 분위기 속에서 잠을 덜 자기 위한 여러 가지 방법들이 생겨났다. 카페인 같은 각성제가 음료수 안에 엄청난 양으로 들어가서 불티나게 팔린다. 밤에 활동하다 보니 야식을 먹어야 할 이유도 늘어난다. 충분히 휴식해야 할 장기가 밤중에도 돌아가야 하니 피로가 풀리지 않아서 몸이 붓는다. 낮에 육체적으로 활동하는 시간보다 정신적으로 스트레스받는 시간이 많다 보니 피로물질이 뇌에 집중된다. 생각에 생각이 꼬리 물고, 걱정과 고민으로 밤잠을 설치게 된다. 신경이 예민해지고 중간에 깨기도 한다. 스트레스를 풀 수 있는 충분한 시간을 확보하지 못하고 또 다른 스트레스에 쫓긴다. 이런 악순환이 반복되어 잠이 더 안 오게 된다.

어떻게 보면 여러 가지 문명의 이기들과 현대사회의 우울한 단면 속에서 잠을 잘 자는 것이 이상할 정도다. 잠을 잘 자는 방법들은 이런 사항들을 인식하고 반대로 행동해서 습관으로 만들면 된다.

잠을 잘 자기 위한 방법

낮에 활동을 많이 하면 피로물질이 쌓여 이것들을 없애기 위해 몸은 우리에게 잠을 자라는 신호를 보낸다. 그래서 저녁에 피곤해서 곯아떨어지는 듯 잠을 푹 잔다. 낮에 많은 활동, 특히 신체적인 움직임이 많으면 더 좋다. 운동을 하루 30분에서 1시간 사이로 적당하게 하는 것을 권하며, 잠자는 시간 4시간 전까지는 하도록 한다. 자기 직전에 운동하면 몸이 각성 상태가 되어 잠드는 게 힘들어진다. 피곤하다고 해서 낮잠을 자면 밤에 더 잠이 안 오게 된다.

잠자기 한두 시간 전에 따뜻한 물에서 가벼운 목욕, 반신욕, 각탕, 족욕을 하는 것도 도움이 된다. 아로마 중에서 뇌파를 안정시키는 라벤더 등의 약초를 피부에 발라주거나 향을 맡는 것도 좋다. 또 반신욕과 각탕 등을 할 때 물에 풀어 넣으면 몸에 침투해서 숙면에 도움을 받을 수 있다. 몸과 마음을 이완시켜 스트레스 완화에도 도움이 된다. 신체가 완전히 이완된 상태에서는 스트레스도 못 느낀다는 실험이 있다. 깊은 호흡, 피로를 풀어주는 목욕, 안정된 향기, 편안한 음악 등은 몸을 이완해서 스트레스도 줄이는 방법이다.

잠을 자는 방은 빛이 없는 깜깜한 상태를 유지한다. 빛이 들어온다면 암막 커튼, 암막 블라인드를 설치하면 좋다. 다만 아침 기상 시에는 빛이 환하게 들어와야 하니 암막 도구를 전자동으로 맞추지 않는 한, 한 가지는 포기해야 하는 것이 단점이다. 밤에 빛이 차단된 상태에서 잠을 자고 아침에 환한 빛이 들어오는 것을 느끼고 자연스럽게 일어나게 되면 수면의 질이 상당히 변화된다. 불면증이나 치료가 필요한 사람들은 램프 중에서 태양광과 유사한 빛을 발산하는 것이 있다. 저녁에는 암막을 해서 빛을 차단하고, 아침에는 알람을 맞추어서 아침 시간에 빛이 켜지도록 해서 생체 주기를 조절하는 것도 좋겠다.

수면 과학이 발달하면서 갖가지 침구류들이 불티나게 팔리고 있다. 하지만 전통적인 방식이 훨씬 좋은데 굳이 수면 과학을 덧붙여서 나쁘게 만든 것도 심심찮게 보곤 한다. 예를 들면 침대 매트리스와 베개를 푹신한 것을 고르는 것이다. 매트리스는 탄력이 있는 것이 좋다. 푹 꺼져서 몸을 밀착시켜 감싸 안는 것이 좋은 듯한 광고도 있는데 그 기업에 과학적인 방법을 다시 한번 재고해 보라고 제안하고 싶다.

베개 또한 탄력도 중요하고 머리 쪽 온도를 시원하게 만들기 위해서 소재도 중요하다. 베개를 고를 때는 몇 가지를 고려해야 숙면에 도움을 받을 수 있다. 바로 높이, 탄력, 소재다. 베개 높이는 남자는 6~8센티미터, 여자는 5~7센티미터로, 팔베개를 해보면 내 목에 이상적인 높이가 된다. 너무 목이 꺾이거나 뒤로 젖혀지지 않는 편안한 높이인 것을 선택하는 것이 좋다. 매트리스와 마찬가지로 베개의 탄력도 중요하다. 너무 푹신하면 목과 어깨 근육의 긴장을 높이면서 호흡을 불편하게 만든다. 많은 사람이 똑바로 누워서 자지는 않는다. 바로 누웠을 때에 비해 옆으로 누웠을 때는 어깨 높이보다 올라와야 하므로, 중앙은 약간 오목하고 양옆은 높이가 올라온 모양이 좋다. 옆으로 누울 때 머리가 옮겨지므로, 길이도 양쪽 어깨 너비보다 약 10센티미터 정도 더 넓으면 편안한 높이를 유지하게 된다. 베갯속을 메밀로 가득 채우면 중앙 부분은 약간 꺼지지만 옆으로 누울 때는 높은 형태가 자연스럽게 만들어진다. 게다가 메밀 자체의 성질이 시원하기도 하고, 탄력도 있으며, 가격도 아주 싸다.

몸에 휴식시간을 만들어 줘야 하니 잠자기 4시간 전에는 음식을 먹거나 또 운동이나 노래를 부르는 등 뇌가 각성되는 것은 가급적 피하도록 한다. 건강할 때는 오히려 노래방에서 한 곡조 부르고 집에 들어오면 훨씬 잠이 잘 오기도 하지만, 그것은 어쩌다 있는 일이고 건강한 사람의 경우다. 수면장애가 있거나 피로회복이 안 되거나 면역 질환이 있는 분들은 엄격하게 지켜야 한다.

요즘 혼자 사는 1인 가구가 늘면서 잠을 잘 때 TV를 켜두는 경우가 많다. 불면으로 오시는 분들을 진료하다 보면 TV를 보거나 SNS 등 인터넷을 하느라 침대에서 한참을 있는다고 한다. 그

분들은 잠이 안 와서 그렇게 한다고 하지만, 그렇게 하기 때문에 잠이 안 오는 것이 습관화가 되어서 악순환이 반복되는 결과가 생긴다. 편안한 독서 정도는 괜찮다. TV는 눈을 똑바로 뜨고 시청, 즉 뚫어지게 보아야 하지만, 독서는 눈의 방향이 아래로 내려간다. 눈을 자꾸 아래로 내리는 동작이 자연스럽게 뇌에서 눈을 감고 싶어하는 행동으로 인지를 하게 된다. 학창시절에 책만 펴면 졸음이 꾸벅꾸벅 밀려오는 건 뇌의 인지과학에서는 이상한 일이 아니다. 편안한 내용의 책은 스트레스도 줄이고 뇌의 긴장도 풀어주는 효과가 있어서 잠을 잘 유도한다.

수면제를 복용하다 보면 자칫 의존성이나 습관성이 되기도 한다. 수면제의 부작용으로는 기억력 장애, 주간 졸림증, 섬망 등이 있으며, 양의사들도 약물 외의 수면습관 개선 등으로 복용을 최소화할 것을 권하고 있다.

수면제 복용 전 숙면에 도움이 되는 약차를 권한다. 산조인 볶은 것을 달여 마시면 숙면에 도움이 되고, 서양에서도 시계꽃이나 세인트존스워트(Saint-John's Wort), 서양고추나물라는 약초를 사용한다. 이 외에 용안육이나 원지 같은 약초들도 도움이 되는데, 조금 더 본인의 상황에 맞는 것을 위해서 한의사와 상담해보면 좋겠다.

2장

몸을 따뜻하게 하는 생활습관

1. 각탕을 해 보자

몸을 따뜻하게 데우는 가장 쉬운 대중적인 방법 가운데 하나를 들라 한다면 목욕을 꼽고 싶다. 뜨뜻한 물속에 들어가는 것만으로 온몸이 따뜻해지고 순환이 된다. 뜨거운 물 속에 들어가는 순간 혈액순환이 잘되어 시원해지는 느낌을 받는다. 집에서 한다면 물을 받는 수고스러움이 생각보다 귀찮기는 하지만, 조금만 부지런하면 금방 내 몸을 따뜻하게 만들 수 있다. 온몸을 푹 담그는 것도 좋지만, 그렇게 전체적인 체온을 올려놓은 다음에는 반신욕이나 각탕이나 족욕 등으로 아래쪽을 집중해서 데워주는 것이 온몸의 혈액순환에는 더 도움이 된다.

상열하한(上熱下寒), 즉 위가 뜨겁고 아래가 차면 몸이 안 좋아진다. 자연계의 이치도 위가 차가워져야 기운이 아래로 내려오고 아래가 따뜻해야 그 기운이 위로 올라가게 된다. 반대가 되면 기운이 섞이지 않고 순환이 이루어지지 않기 때문에 여러 가지 문제가 일어난다. 위쪽이 뜨거워지니 얼굴에 트러블이 생기게 되고 두통이 발생한다. 눈이 충혈되고 염증이 여기저기 생겨 비염이나 구내염이 발생한다. 열이 위로 뜨는 상열감 때문에 생활이 불편하기도 하고 지속해서 올라오면 탈모도 생긴다. 편도 같은 림프가 부어서 힘들게 되기도 한다. 불면의 원인이기도 하다.

아래가 차가워지면 배탈이 생기고 장이 꼬이기도 한다. 내부의 장기 활동이 떨어져서 오장육부의 기능들이 제대로 작동되지 못한다. 손발이 차가워지고 냉증이 생기며, 여성 환자분들의 경우 아랫배에서 냉기가 나가는 것 같다는 표현을 한다. 자율신경의 조절이 안 되어 신경이 예민해지고 컨디션이 아주 나빠지는 듯 느껴지기 때문이다. 찬 곳에는 염증이 생긴다. 몸 곳곳의 염증은 따뜻하게 만들어주면 점차 줄어든다. 손발 무좀이나 습진부터 알레르기성으로 분류된 두드러기, 여러 형태의 포진, 아토피나 건선 같은 질환도 피부가 차가워져서 순환이 안 되는 탓에 생기는 질환들이다. 대부분 질환이 차가워서 생긴다고 해도 과언이 아니다.

한의학의 치료 원리 중 가장 중요한 것 중의 하나가 두한족열, 즉 머리는 시원하게 하고 발은 따뜻하게 해서 상열하한을 거꾸로 만드는 것이다. 이때 '족열'에는 배를 따뜻하게 하는 것도 포함되어 있다. 약재를 구성할 때도 머리로 올라가는 위쪽은 시원하게 만드는 차가운 약재들 위주로 배치하고, 배나 발로 내려가는 아래쪽에 작용하는 약들은 뜨거운 약재들 위주로 배치한다. 침 치료와 뜸 치료 역시 원리는 같다. 따뜻한 온도를 직접 몸에 닿게 하는 목욕 문화도 이제는 수치료라는 이름으로 전 세계 곳곳에서 치료에 활용하고 있다.

치료까지 겸한 목욕이라고 하면 온천을 떠올릴 수 있다. 온천에는 뜨거운 물 속에 여러 가지 미네랄이 있어 몸에 좋은 작용을 더하기도 한다. 집에서 온천과 같은 효과를 누릴 수 있는 쉬운 방법은 물속에 미네랄이 듬뿍 들어 있는 좋은 천일염이나, 달인 약초 물이나, 아로마를 넣는 것 등이 있다. 이를 활용하는 방법은 뒤에서 이어진다.

위에서 말한 원리대로 따뜻한 물에 온몸을 담가서 체온을 빨리 올린 다음에는 반신욕이나 각탕 또는 족욕으로 전환하면 순환에 더 도움이 된다. 몸 전체를 물에 담그는 전신입욕, 배꼽 아랫부분까지 몸 반신만 담그는 반신욕, 종아리까지 담그는 각탕, 발을 데우는 족욕 모두가 좋지만, 이 중에서 한 가지만 고르라고 한다면 각탕을 권한다. 전신입욕은 상하순환을 시키는 원리에 맞지 않고 반신욕과 함께 기운이 빨리 떨어지는 단점이 있다. 욕탕에 몸을 담그고 몇 분만 있으면 온몸이 답답해진다. 반신욕은 아주 좋은 방법이지만 체력이 좋아야 할 수 있다. 자칫 저혈압이나 기력이 없거나 연로하거나 만성질환이 있는 등의 신체적인 문제가 있으면 피하는 것이 좋다. 족욕은 간편하고 좋지만, 몸 전체에 미치는 영향이 각탕만큼 빠르지 않다. 각탕은 아래를 따뜻하게 하는 원리에도 맞고 몸을 피곤하게 하지도 않으면서 온몸의 순환에 아주 중요한 작용을 하는 부위인 종아리를 데워주니 여러 가지 면에서 순환에 도움이 되는 방법이다.

왜 종아리일까? 혈액도 중력의 영향을 받기 때문에 아래로 내려가기 쉬운 건 당연한 일이다. 혈액이 순환되려면 아래로 내려간 것들이 위로 올라와야 하는데, 이게 만만치 않은 작업이다. 심장이 펌프질하는 힘을 계산해 보면 말초혈액까지 피를 보내는 힘도 모자란다. 피를 보내는 것은 주로 동맥에서 한다. 그런데 이것을 하는 힘이 모자라기 때문에 림프절마다 따로 펌프질하도록 도와주고 있다. 순환을 위해서는 보낸 혈액을 다시 모아주는 정맥 흐름이 매우 중요하다. 동맥을 통해서 영양분을 보내주고, 정맥을 통헤서 노폐물을 가져와서 다시 깨끗하게 만들어야 한다. 이 작업이 바로 순환이다.

정맥 흐름 중에서 가장 힘든 곳이 바로 발로 몰린 피를 끌어올리는 곳이다. 이 부분의 정맥을 위로 팍팍 끌어올리도록 보조해주는 아주 중요한 기관이 바로 종아리에 있다. 바로 종아리 안쪽에 숨겨진 판막이다. 이 판막은 종아리 근육이 이완되고 수축되는 힘을 통해서 활발해진다. 따라서 종아리 근육을 건강하게 만드는 것이 매우 중요한 일이다. 이런 활약상 때문에 종아리를 제2의 심장으로 부르기도 한다. 각탕을 하는 이유는 몸을 데워 체온을 올리면서 종아리 부분을 자극하고 피로를 풀어 혈액순환까지 도울 수 있기 때문이다.

참고로 종아리를 건강하게 만드는 방법으로 각탕, 마사지, 발목 펌프 운동, 종아리 스트레칭과 종아리 근육훈련이 있다. 종아리의 판막 작용이 잘 안 되어 다리가 붓다가 결국에 정맥혈이 위로 제대로 못 올라가 튀어나오는 증상이 바로 하지정맥류다. 다리에 쥐가 나거나, 다리가 쉽게 붓거나, 정맥이 튀어나오는 증상을 겪는 분들은 꼭 종아리를 건강하게 만들도록 하자.

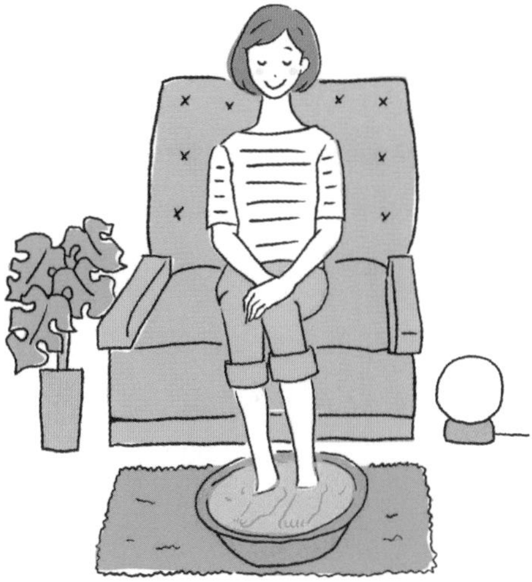

족욕, 각탕만으로도 충분히 체온을 올리고 피로를 풀 수 있다.

각탕을 하는 방법과 몇 가지 팁

종아리까지 물을 받을 수 있게끔 깊이가 어느 정도 있는 용기를 구하고, 41도 전후의 뜨거운 물을 붓는다. 5분 정도 지나면 물이 식기 때문에 온도를 올리기 위해 보충해줄 뜨거운 물을 따로 준비해야 한다.

수증기로 하는 방법을 갖춘 기구들도 상품으로 나오고 있지만, 물에 직접 닿는 것이 더 효과적이다. 종아리까지 물에 담그고 뜨거운 물을 보충하면서 15분 정도 있다 보면 이마에 땀이 송골송골 맺히게 된다. 이때가 순환되는 시점이다.

각탕이 끝난 다음에는 수면양말을 신고 발을 따뜻하게 유지한다. 그리고 발바닥 두드리기를 하거나 발마사지 혹은 지압판을 밟으면서 발에 자극을 주면 훨씬 좋다.

① 각탕을 할 때 적당한 온도

사람이 물에서 느끼는 기분 좋은 온도는 평균적으로 41도라고 한다. 이 온도는 몸을 따뜻하게 데우고 면역을 높이는 가장 적정치의 온도다. 39도 이하면 효과가 떨어지고 43도 이상이면 뜨겁게 느껴서 효과를 반감시킬 수 있다. 하지만 사람에 따라서 온도에 민감성이 다르기 때문에 조금씩 달리해야 할 때도 있다. 만약 당뇨가 있어서 발 쪽에 혈액순환이 매우 안 된다면 웬만큼 뜨거워도 모를 수 있기 때문에 화상을 입을 수도 있어 주의해야 한다. 심장이 안 좋은 사람은 살짝 낮은 온도에서 시작해서 익숙해지면 온도를 높이는 방법을 선택한다.

건강한 일반인이라 가정하고, 집안에 온도계가 없다면 각자 개인의 느낌에 따라서 물 온도를 맞추어보자. 우리 몸에서 예민한 부위 중에 하나가 팔꿈치 안쪽이다. 물을 받은 다음 팔꿈치 위쪽을 닿게 해서 따뜻한 정도가 아닌 살짝 뜨거운 느낌이 들 정도의 온도가 적당하다. 발을 넣어서도 뜨거운 느낌이 들어야 한다.

여러 차례 각탕을 하다 보면 뜨거운 온도에 익숙해진다. 그러면 온도를 살짝 올려도 된다. 처음부터 온도를 갑자기 올리면 피부에도 문제가 생길 수 있고 심장에도 부담이 갈 수 있으니 서서히 올려준다. 그리고 발 부분만 담가서 물 온도에 익숙해지면 다시 살짝 온도를 높여가면서 각탕을 하도록 한다.

② 각탕은 얼마나 하면 될까?

보통 15분 정도 뜨거운 물에 발을 담그고 있으면 된다고 하지만, 체온이 뜨겁고 냉한 정도에 따라서 사람마다 다르다. 기준은 시간이 아니고 땀이다. 각탕을 해서 순환이 일어나면 모공이 열려서 피부호흡이 일어난다. 모공이 열리는 것은 땀이 나는 걸로 알 수 있다. 그래서 시간에 상관없이 이마에 땀이 송골송골 맺히면 충분한 타이밍이다. 몸이 뜨거운 사람은 빨리 땀이 날 것이고, 몸이 차가운 사람은 30분을 있어야 겨우 땀이 조금 난다. 운동하고 난 다음에는 5분만 해도 땀이 난다. 때로는 치료를 위해 더 오랜 시간 많은 양의 땀을 빼기도 하는데 그때는 전문가의 지도를 받길 권한다.

④ 각탕을 위한 준비물

각탕을 하며 다리를 물에 담그고 따뜻하게 있으면 상대적으로 상체는 추위를 느끼게 된다. 배를 따뜻하게 하는 게 중요하며, 추위를 쉽게 느끼는 목덜미 부분도 보호해 주는 것이 좋다.

상의는 가벼운 면티를 입는다. 배에는 집에서 쉽게 만들 수 있는 핫팩을 만들어서 올린다. 목덜미는 스카프나 얇은 수건 한 장으로 살짝 덮어주면 완벽하다. 책을 읽든, 음악을 듣든, 재미난 드라마를 보든 나머지 준비물은 개인의 취향이다. 시간에 맞추어서 뜨거운 물을 보충하는 것만 잊지 말자.

⑤ 수돗물을 사용해도 될까?

체온을 높이는 것은 수돗물로도 충분하다. 하지만 이왕에 하는 김에 약효까지 겸하려면 물에다 좋은 것을 첨가해 주면 더 좋다. 천일염을 더하면 삼투압의 효과 때문에 순환에도 더 도움이 되고, 천일염 자체의 미네랄로 훨씬 효과적인 각탕을 할 수 있다. 다리의 붓기가 잘 빠지고 몸속 노폐물도 없앤다. 항균효과도 있어 피부도 보호하게 된다. 처음에는 1~2그램 정도인 티스푼 한두 스푼을 넣고 조금씩 늘려 5그램 정도 넣기를 권한다.

집에 남아 있는 술을 넣거나 식초를 추가해도 좋다. 족욕을 할 때는 1:1의 비율로 해도 되고 각탕을 한다면 물 5~20에 술 또는 식초를 1 정도의 비율로 한다. 곡식과 과일의 당이 발효되어서 술과 식초가 된나. 발효 과정에서 아미노산을 비롯한 비타민과 미네랄들이 굉장히 잘게 쪼개져 몸에 흡수가 쉬운 상태가 된다. 곡물 세안을 하면 피부가 매끈해지는 건 당분 때문이다. 막걸리나 청주로 세안하는 이유가 그 때문이다. 족욕, 각탕, 반신욕, 입욕 때도 응용할 수 있다. 술의 경우에는 알코올 기운이 몸에 침투되어 실제 취할 수 있으니 어린아이나 술에 약한 분은 삼가길 권한다.

약초를 달여서 첨가하기도 하는데, 치료 목적이라면 한의사의 처방을 받길 권한다. 일반적으로 편하게 첨가할 수 있는 약초로는 생강이나 쑥 정도를 권하는데, 음식으로도 먹을 수 있을 정도로 안전하면서도 몸을 따뜻하게 하는 성분이라 효과를 배가시킨다. 약초 입욕은 한국 사람이면 대중목욕탕에서도 쉽게 볼 수 있어서 아주 익숙할 듯하다.

마지막으로 권하고 싶은 것은 약초의 에센셜 오일을 이용한 아로마다. 약초를 증류시키거나 냉각착즙 같은 여러 방식으로 정미로운 부분을 짜내어 모은 것이 에센셜 아로마 오일이다. 한 방울의 아로마로도 큰 효능을 발휘할 수 있고 약초마다 효능이 달라서 이 부분에 대한 공부를 따로 하고 접하기를 권한다. 아로마 요법은 한의학 치료의 한 부분인데, 양의학의 한계에 부딪혀 한의학의 방법으로 보완되고 있는 통합의학에서 세계적으로 가장 널리 쓰이고 있는 방법이기도 하다. 향이 좋아서 누구나 기분 좋게 즐길 수 있다. 향을 맡고 바르고 먹고 마시면서 건강을 챙기고, 일상생활에서도 활용할 범위가 무궁무진한 분야다. 면역력 증진이나 치료 목적에 따라서 아로마를 선택한 다음, 그 아로마에 따른 적절한 농도를 맞추어 사용한다.

⑥ 각탕을 한 뒤에는 체온 유지

온몸이 데워지면 체온을 유지할 수 있도록 한다. 특히 배와 발을 계속 따뜻하게 유지한다. 각탕하기 전에 따뜻한 물을 마시는 것도 좋은데, 마치고 나면 반드시 따뜻한 물이나 약차를 한잔하도록 한다. 가끔 대중 사우나에서 실컷 몸을 따뜻하게 만든 후에 빙수나 얼음물을 벌컥벌컥 들이키는 걸 보면 안타깝기도 하다. 근육층까지 따뜻하게 만들고서 몸속 내부를 차갑게 만들어버리면 도루묵 수준이 아니라, 내부 장기는 상대적인 온도 차이 때문에 더 나빠질 수도 있다. 꼭 따뜻한 약차 한 잔 마시도록 하자.

⑦ 각탕을 하는 주기

매일 해도 무방한 것이 각탕이다. 할 수만 있다면 매일 하기를 권한다. 특히 면역계 질환이 있거나 저체온증이거나 손발이 차고 냉증이 있거나 혈액순환이 안 되는 증상이 있다면 가급적 매일하도록 한다. 이런 증상이 없는 사람은 주 1~2회 하는 것이 적당하다.

⑧ 족욕에서 시작해 각탕, 반신욕, 전신욕으로 마무리하려면

몸의 면역을 높이는 데는 각탕만 해도 충분하지만, 전신 질환이 있어서 수치료요법(스파)을 한다든지 약초와 아로마를 사용하고 싶다면 몸을 다 담가야 할 필요가 있다. 이때는 45도 이상의 온도에 전신을 물속에 담그고 있어야 하는데, 수치료를 연구한 한의사 같은 수치료 전문가의 지도가 있어야 한다. 보통 메디컬 스파로 알려진 수치료 시설이 있는 곳들이 인테리어, 욕탕의 재질, TV 같은 외부 시설에 집중하는 데 비해서, 수치료의 방법에 대해서는 고민하지 않는 것을 볼 때 안타까울 때가 종종 있다.

발부터 시작해서 점차 온도를 익숙하게 해서 10분 정도 대기한다. 이후에 다시 온도를 유지하면서 각탕까지 10~20분 정도를 한다. 온도를 높여가면서 반신욕을 다시 10~20분 하고 이후에 다시 온도를 높여서 전신욕을 하게 된다. 각탕을 하는 때쯤부터 땀도 흐르게 되고, 기운이 소모되기 때문에 이때부터는 치료받는 분의 상태를 관찰해 가면서 알맞은 조치를 하면서 시행한다.

뜨거운 온도에서는 바이러스가 사멸한다. 몸속 가장 뜨거운 심장에는 암이 없다. 따라서 수치료로 몸을 뜨겁게 순환시키면 여러 가지 질환에 큰 도움이 된다.

2. 아로마 요법을 해 보자

어떤 CEO 분의 집에 초대되었다. 맛난 음식을 잔뜩 준비해 주셨다. 연세가 60을 갓 넘긴 사모님께서는 건강에 관심이 많으신 모양이다. 자제분들을 다 키우고선 이제 자기 삶을 즐기고 싶은데 아픈 곳이 늘어나니까 억울하기까지 하다고 한다.

"골프를 치다 손목이 아프면 어떻게 할까요?"

"피부가 거칠어져요."

"머리카락이 자꾸 빠져요."

"소화가 안 될 때는 어떻게 하나요?"

"요즘 통 잠을 잘 못 자요."

상담과 질문이 이어졌다.

"처음 뵈었을 때부터 느낀 건데, 혹시 향수를 좋아하시나 봐요."

"예, 제가 향기를 즐겨요. 좋은 향을 맡으면 행복해져요. 또 한 가지 향수만 쓰면 그것 때문에 제가 기억되는 게 싫어서 여러 가지 향을 바꾸면서 사용하죠."

"그러시면 건강관리도 하면서 향을 즐기는 방법이 있습니다. 아마 사모님께 딱 들어맞는 방법 같습니다."

"그게 뭐죠?"

"바로 약초들에서 추출한 에센셜 오일을 이용한 방법인데, 보통 아로마 요법으로 알려져 있지요."

에센셜 오일은 약초의 정미로운 부분을 추출한 것이다. 예를 들어 레몬 같은 경우 레몬의 껍질을 압착해서 나온 즙을 순간 냉각해서 모은다. 장미나 라벤더는 꽃잎을 한가득 모아서 증기로 쪄서 위에 모인 것을 냉각법을 통해서 물방울을 모으기도 한다. 그러니 레몬 오일 한 방울에는 10개 이상의 레몬 껍질이 모여야 하고, 장미 오일 한 방울을 모으려면 한 아름의 장미꽃이 필요하다.

한의학에서 약초의 효능을 구분할 때는 향과 맛을 통해서 설명한다. 향은 기를 대변하고 맛은 영양을 대변한다. 향과 맛이 살아 있어야 좋은 약초다. 에센셜 오일은 향을 모은 것이니 몸에다 기를 채우는 역할을 한다. 기는 살아 움직이는 것이다. 시체에서는 기를 찾을 수 없다. 그러니 해부를 통해서 기를 찾을 수 없다. 살아 있는 상태에서 서로 기를 느낄 수 있다. 다만 눈으로 확인하기는 어렵지만 그것이 무엇인지는 알고 있다.

기통즉불통(氣通則不痛), 기불통즉통(氣不通則痛). 기는 통하면 안 아프고 막히면 아프다. 기가 도달하는 곳에 영양이 갈 수 있다. 향은 기를 뚫고 통하게 해준다. 주변을 변화시키고 약초 자체의 기를 몸 안으로 전달한다. 기가 전달되어 조직도 변화되고 호르몬 체계도 변화를 일으킨다. 좋은 변화는 치유를 촉진한다.

향을 맡을 수 있는 가장 큰 기관은 누구나 알다시피 코다. 코의 점막을 타고 들어온 향은 뇌에 직접적인 영향을 미친다. 좋은 향은 좋은 기분을 만들고 나쁜 향은 나쁜 기분을 만든다. 아로마를 맡기 전과 후의 뇌파를 비교해보면 차이가 확연하다. 라벤더처럼 기운을 안정시키는 약초를 맡으면 뇌파가 굉장히 안정적으로 변한다. 라벤더를 비롯해 몇 가지 에센셜 아로마 오일을 블렌딩해서 불면증 환자에게 처방하고 나니 수면의 질이 확 달라지곤 한다. 잠을 훨씬 빨리 들고 푹 자게 된다. 요즘처럼 우울감을 느끼는 사람들이 많을 때 향기를 통한 치료는 더욱 효과를 발휘한다. 오렌지나 페퍼민트 등의 향은 기분을 상쾌하고 밝게 만들어 준다.

정신적인 면뿐만 아니라 혈류량과 조직에도 변화를 일으킨다. 오렌지나 프랑킨센스 등의 아로마는 뇌의 혈류량을 증가시켜 두통을 완화할 수 있다. 오렌지는 리프레시 시켜주고, 프랑킨센스는 차분하고 침착하게 해준다. 노화가 일어나면 피부조직이 손상되는데, 헬리크리섬은 조직을 복구시키는 능력이 있어 잔주름을 개선할 수도 있다. 또 상처가 난 곳을 재생시키기도 하니 아토피 등으로 조직이 나빠진 곳에도 좋다.

윈터그린은 통증이 있는 부위에 혈액순환을 시켜주어 통증을 개선하는 작용을 한다. 향을 맡을 수 있는 후각수용체는 코에만 있는 것이 아니라 다른 곳도 있다는 것이 최근 과학에서 밝혀졌다. 향을 맡는 수용체는 근육에도 있고 신장에도 있다. 근육을 재생시키는 힘이 바로 향에 있다는 뜻이기도 하다.

염증이 있는 곳도 기운이 잘 전달되면 염증이 잘 가라앉기도 한다. 여드름 때문에 생긴 염증에 티트리를 처방하면 잘 사그라지는 것을 관찰한다. 조금 더 강한 항염작용은 오레가노가 한다. 종기가 난 부위에 오레가노를 적용하면 종기 자체가 술술 줄어든다. 무좀균도 오레가노를 무서워한다.

사모님께는 각종 아로마를 소개해 드렸다. 손목이나 무릎 등 통증이 있는 곳에는 윈터그린을 위시한 몇 가지를 블렌딩한 아로마를 권해 드렸고, 잔주름이 늘어나는 피부를 위해서 진정작용과 함께 피부재생 작용이 있는 헬리크리섬을 수분크림에 혼합해서 사용하도록 알려드렸다. 소화가 안 될 때는 레몬이나 오렌지 오일을 몇 방울 물에 타서 마시거나 복부에 떨어뜨려서 마사지하도록 안내했다. 잠을 푹 주무실 수 있도록 라벤더와 함께 블렌딩한 숙면 오일을 만들어 드리고, 침대에서 5분 정도 향을 맡을 수 있는 환경을 조성하도록 안내해 드렸다. 아로마가 몸의 곳곳에 작용한다는 것이 신기하신지 연신 재미있어 했다. 더군다나 향이 기가 막히게 좋으면서도 천연이니 더 좋아한 듯하다. 향수는 좋기는 하지만 화학적인 느낌이 조금 있어서 마음 한켠에 찝찝함이 있었는데, 천연 에센셜 아로마 오일은 그런 걱정이 전혀 없으니 안심된다고 한다. 이제 몸에 뿌리는 향도 바꾸겠다 하신다.

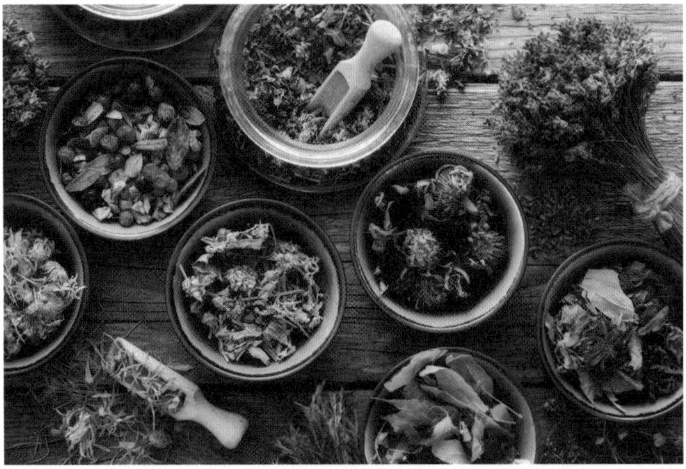

아로마를 사용하게 되면 곧이어 세포와 혈액 속의 상태까지 변화하는 것을 볼 수 있다. 향이 가진 기운이 몸과 마음을 변화시키는 것은 경이롭기까지 하다.

한 달쯤 지나 다시 연락하셨다. 이전보다 많은 부분이 훨씬 편해졌다고 하면서 요즘은 아로마오일을 활용한 요리를 배우고 있다고 했다. 덕분에 좋은 치료를 알아서 고마우니 다음에는 향기로운 음식으로 대접하겠다 하는 목소리에서 행복감이 느껴진다.

삶에 향기를 채우면 아픈 곳도 낫고 행복도 더해진다. 아로마를 일상에서 적극 활용해 보기를 권한다.

오랜만에 이모님 댁을 찾아 인사를 드렸다. 이모님은 여전히 정갈하고 깔끔하시다. 집안 곳곳에서 이모님의 깔끔한 손길을 느낄 수 있다. 수건이 한 장 한 장 각 잡혀 개어져 있고 신발도 가지런하게 정리되어 있다. 이모님 댁에서는 정갈함과 깔끔함 외에도 다른 느낌이 하나 더 있는데, 바로 향기다. 집이 깨끗한지를 보려면 현관과 화장실(욕실)을 보라는 말이 있는데, 욕실이 깨끗한 건 말할 것도 없고 향이 은은하게 나서 이곳에서 볼일을 보기가 살짝 어색하기까지 하다.

일상에서 약초를 활용하는 방법은 다양한데, 가장 많이 활용하는 방법은 끓여 마시는 것이다. 약초마다 개성이 있고 특징과 효능이 있어서 이를 알고서 내 몸의 상태와 증상에 맞게끔 음용하면 훌륭한 예방의학이 된다. 지금은 탕전실을 따로 분리해서 한약을 달이기 때문에 그런 일이 적지만 예전에 한의원 내에서 약을 달일 때는 가끔 “한약 찌꺼기 좀 주세요” 하던 분들이 있었다. 한약 찌꺼기를 한 번 더 달여서 목욕물에 넣으면 피부에 좋다는 것을 아는 분들이다. 이 역시도 정밀하게 어떤 증상에 어떤 체질에 쓰는지를 구분하면 더욱 좋다. 약초 자체가 항산화력과 항염증 작용이 어느 정도 있으니 특별한 알레르기가 없다면 무난하게 쓸 수 있다. 간혹 그런 생각도 든다. 한약재 찌꺼기 가지고 거름을 준 사과나무, 감나무도 엄청나게 잘 자라고 동물 사료로도 주목받고 이렇게 목욕물로도 사용해서 효과를 보는데, 한약을 제대로 처방받아서 복용하면 얼마나 좋은 걸까 하고.

약초를 달이는 방법이 참 좋긴 하지만, 약초를 구하고 달이고 농도를 맞추고 하는 것이 번거로운 일이다. 이것을 간편하게 하는 방법이 있으니 그 또한 바로 아로마 요법이다. 식물이 가지고 있는 핵심성분을 정유라는 형태로 뽑아낸 것이라 어떻게 보면 식물의 호르몬이라 볼 수 있다. 약초의 핵심 부분인 정유를 뽑아서 모은 것이니 약초를 가장 적극 활용하는 방법 역시 아로마라 할 수 있다.

아로마는 보통 향을 맡아서 치료하는 방법으로 많이 알려져 있다. 하지만 단순히 향만 맡기에는 너무나 좋은 효능들이 많다. 특히 피부에 직접 발라 자극을 주면 아주 큰 효과를 기대할 수 있다. 피부에 바르는 것을 알아보기 전에 화장품을 먼저 언급해야 할 것 같다.

일반적으로 화장품을 피부에 바르면서 이 화장품의 좋은 성분이 피부 깊숙이 스며들어서 피부가 좋아지기를 바란다. 그런데 안타깝게도 그럴 일은 절대 없다. 피부는 방어작용이 우선이라 제아무리 비싼 화장품을 발라도 각질층 이하로 스며들지 않는다. 만약 화장품을 발라서 진피까지 내려갈 수 있다면, 맨손으로 설거지를 했을 때도 더러워진 하수가 몸속까지 흡수될 것이다. 사실 진짜 피부인 진피층을 좋게 하는 건 몸속에서 일어나는 일이다. 좋은 것을 먹고 피로회복을 잘하면 진피층이 건강해진다. 한약 처방을 받고서 몸이 좋아지면 다들 피부가 좋아졌다고들 하는 이유가 그 때문이다. 즉 몸속에서 생성된 '기운'이 세포조직을 바꾸어 속에서부터 피부를 바꾸어야 한다.

그러면 피부 바깥에서 피부를 좋게 만드는 건 없을까? 아로마, 즉 향만 나는 아로마가 아닌 품질이 좋은 아로마는 몸속으로 침투된다. 피부층뿐만 아니라 심지어 혈관까지도 들어간다. 방금 설명했지만 피부는 방어작용이 우선이라 들어오는 것, 즉 물질은 막는다. 한의학에서는 "향은 기와 같다"고 설명한다. 즉 아로마는 기운이 침투해서 세포조직까지 영향을 미치는 것이다.

아로마를 만드는 과정을 보면 어느 정도 이해가 된다. 정유를 모으고 걸러서 소위 나노분자 이상으로 만든 것이기 때문에 기운이 침투할 수 있다. 한약 달인 물에 치료 효과가 있는 것도 마찬가지다. 한약 달인 물을 성분 분석해도 맹물과 비슷하게 나오지만, 이것이 몸속에서 암도 치료하고 바깥에서 피부도 좋게 한다. 약초의 기운이 그렇게 만드는 것이다.

자, 이제 아로마로 입욕하고 족욕하는 법을 설명하기 위한 준비 단계를 마쳤다. 어떤 말을 하려 하는지 감이 잡혔을 것 같다. 내 몸의 특성이나 상태에 맞는 아로마를 목욕 혹은 족욕하는 물에 떨어뜨려서 몸을 담그면 그 약초의 약효 기운이 몸속 곳곳으로 스며들어 약리적인 효능을 내는 것이라고 하면 정확하다. 특히 아로마는 물과 함께 작용할 때 효과가 배가 된다. 물과 함께 아로마의 기운이 몸속으로 쏙쏙 침투된다. 따뜻한 물에 섞이면 향이 훨씬 더 진하게 발산되니 코를 통해서 아로마의 약효가 직접 침투되기도 쉽다. 코를 통한 자극은 뇌로 직결되어 감정과 신경에 영향을 주게 된다.

입욕이나 반신욕, 각탕, 족욕 자체도 몸속 온도를 올려주기 때문에 면역력 강화에 매우 좋은 생활습관이다. 체온뿐만 아니라 따뜻한 물로 몸을 데우면 자율신경계도 안정되어 면역에도 영향을 미치고 근육이완이 되어 혈액순환에도 좋아서 역시 면역을 좋게 한다. 여기에 약초 본연의 효능이 더해진다.

3. 발바닥이 뜨거우면 무조건 건강한 걸까?

간혹 발바닥이 뜨거우니 자기는 건강 체질이라고 자신만만한 분을 보곤 한다. 앞에서 말한 것처럼 두한족열, 머리가 차갑고 발이 뜨거우면 좋다는 내용을 아는 분이다. 하지만 모두가 건강한 경우는 아니다. 만성피로로 인해 생기는 증상일 수도 있다. 만성피로나 부신기능저하증의 경우 보약류의 한약 처방이 잘 듣는다. 발의 온도는 어린아이의 발처럼 따뜻한 온기가 있는 정도가 좋다. 발바닥이 뜨겁고 화끈거린다면 만성 신장병이나 부신기능저하증, 비타민B 부족증일 수 있다. 반대로 발바닥이 차가우면 말초혈액순환 장애를 살펴봐야 한다. 이럴 때는 식은땀이 나기도 하면서 땀이 식으며 또 한기를 유발하는 악순환이 반복되기도 한다.

발은 우리 몸의 축소판이라고 불리는 것처럼, 발을 보면 건강 상태를 잘 살필 수 있다. 신체의 맨 아래에 있다 보니 중력의 영향을 가장 크게 받는다. 그러니 혈액순환, 노폐물 해독 등을 살펴볼 수 있는 곳이 발이다. 발이 붓거나 특정 부위가 아프다면 어느 곳이 안 좋을 수 있는지 유추해 볼 수 있다. 나의 발 상태를 살펴보면서 이 부분을 읽어 보면 더 좋겠다.

발이 붓는다면 장기 중에서는 심, 간, 신장의 기능을 살펴볼 필요가 있다. 심장의 혈액순환이 안 돼 혈전이 쌓인다면 발이 붓는데, 이때는 호흡곤란이나 흉통, 빈맥 등이 동반된다. 간 기능이 매우 안 좋아 발이 부을 때면 복수가 차기도 하는데 상당히 위급한 상태일 가능성이 높다. 신장이 안 좋으면 발과 하체가 잘 붓고, 소변에 거품이 생기는 단백뇨 등의 증상을 동반한다. 세 가지 장기 중에서 일상의 만성적인 부종을 유발하는 것은 신장의 기능이 안 좋을 때다.

부위별로 엄지발가락이 유달리 붓고 염증반응이 생기며 통증이 심하다면, 통풍을 의심해 볼 수 있다. 요산이 엄지발가락 쪽으로 잘 몰리기 때문에 유독 이 부분에 부기와 통증이 많이 생기지만, 발목이나 다른 부위에도 생길 수 있다. 통풍에 걸리면 스치기만 해도 아플 정도로 엄지발가락 쪽이 퉁퉁 붓는다. 엄지발가락 쪽에 붓기를 유발하는 원인 중에서 무지외반증도 있다. 엄지발가락이 틀어지면서 발가락은 바깥쪽으로, 엄지발가락의 뿌리는 안쪽으로 변형이 되는 증상이다. 마치 뼈가 툭 튀어나온 것처럼 변형된다. 하이힐을 많이 신는 여성에게서 흔하며, 보행 이상이 오래 누적되면 나타난다.

앞 발바닥 쪽의 통증이나 발가락들 사이에서 통증이 느껴진다면 지간 신경종을 의심해 본다. 발가락 쪽으로 가는 신경이 발가락 뿌리 부분에서 압박되어 아픈 경우이기 때문이다. 앞쪽 발바닥이 화끈하고, 욱신거리고, 발가락 쪽이 찌릿찌릿한 증상이 나타난다. 굽이 높고 앞이 좁은 구두를 신는 경우에 많이 생기는데, 푹신한 맨발이나 깔창을 대면 일시적으로 나아지는 경향이 있다.

발가락 사이에 감각 이상이 느껴진다면 척추의 디스크 질환을 살펴봐야 한다. 허리뼈에서 내려오는 신경이 발가락까지 이어지기 때문이다. 손으로 눌렀을 때 감각이 둔하다면, 보통 발가락 감각만 이상한 것이 아니라 엉덩이나 허벅지에서부터 아래로 쭉 이어지는 경우가 많다. 요추(허리뼈) 3~4번 쪽의 추간판이 탈출했다면, 엉덩이에서 무릎 안쪽을 따라 정강이 쪽에 통증이 전달된다. 요추 4~5번의 문제는 엉덩이에서 다리 바깥쪽과 엄지발가락 쪽으로 감각 이상과 방산통이 생긴다. 엄지발가락을 위로 젖히는 힘이 빠지기도 한다. 요추 5번과 천골 사이의 디스크 문제는 엉덩이에서 무릎 뒷쪽 오금을 타고 내려가 발뒤꿈치로 감각 이상, 통증이 이어지고, 발목과 발가락의 근력이 감소한다. 허리 디스크의 경우에는 침이나 추나요법 등으로 치료하면 발가락, 발바닥 통증과 감각이 무딘 증상도 사라진다.

뒤꿈치 부분의 발바닥을 땅에 디딜 때마다 아프고 화끈거린다면 족저근막염일 가능성이 높다. 환자는 보통 찢어질 듯하다는 표현을 쓴다. 통증 부위가 뒤꿈치 부분인 경우가 상당히 많지만, 족궁이나 앞꿈치 연결 부위에 통증이 생기기도 한다. 아침 기상 후 처음 걸을 때 통증이 심하고, 낮에는 점차 나아졌다가, 피로가 쌓이면 심하게 아파지는 경향이 있다. 근막에 미세한 파열이 누적되어 염증반응을 일으킨 것이라 충분히 휴식하고 스트레칭과 찜질 등으로 둘러싼 막을 회복시켜줘야 한다.

임신 때는 태아의 압박 때문에 발이 붓기도 하는데, 특히 임신 말기에 임신중독증 상태가 되면 발이 통통 붓는다. 이때는 두통, 구역질, 복통 등이 동반된다. 임신중독증을 치료하는 한약들로 치료할 수 있다.

발의 상처가 잘 아물지 않으면 당뇨 검사가 필요하다. 당뇨가 생기면 말초 혈액순환이 잘 안 되다 보니 상처 치유 능력이 떨어진다. 당뇨로 인한 여러 다른 증상들이 있는지 살펴보고 혈액검사를 통해서 당뇨를 살펴보자. 거꾸로 당뇨 진단을 받은 경우에는 발 관리를 매우 신경 써야 한다.

발톱이 두꺼워지고 모양에 이상이 생기면 건선이나 발톱무좀일 수 있다. 또 발톱 형태가 일그러지고, 색깔이 보랏빛 등으로 이상해지거나, 발가락 주변의 털이 빠진다면 폐와 심혈관계 이상을 점검해 볼 필요가 있다.

발에서 나타나는 현상을 주의 깊게 관찰하고 이상 증상이 있으면 빨리 조처해야 한다.

4. 체온을 올리는 가장 간단한 법

어느 추운 날 비까지 와서 온몸이 흠뻑 젖었던 적이 있다. 오들오들 떨면서 "아이고, 내일 몸살 나겠다" 했는데 그때 눈에 딱 띄는 것이 핫팩이었다. 핫팩을 대자 "하아, 살았다" 하는 소리가 절로 나오던 기억이 있다.

급하게 찜질해야 하거나 몸을 녹여야 하는데 웬만한 다른 방법은 시간이 좀 걸린다. 그런 면에서 핫팩은 즉각적인 열기를 얻을 수 있다. 물론 전기포트나 전자레인지를 사용해 뜨거운 수건으로 찜질하는 방법도 있다. 순간적인 따뜻함으로 몸을 관리하는 방법을 소개한다.

따뜻한 온도가 면역력의 핵심 중 하나라는 사실은 이제 충분히 이야기했다. 생명 온도인 생기는 따뜻함에서 비롯된다. 생명력이 움트는 힘은 따뜻한 기운을 핵심적인 부분에 불어넣으면 솟아나기 시작한다. 뜨거운 찜질은 그래서 필요하다. 그 찜질은 은근한 뜨거움이고 따뜻함이다. 그런데 이 은근함은 준비하는 시간이 꽤 걸린다. 그나마 요즘은 핫팩을 전자레인지에 간단히 돌리기만 해도 쉽게 핫팩을 만들 수도 있으니 너무 좋은 세상이다. 예전 같으면 한 장의 뜨거운 수건을 만들기 위해서 엄청나게 시간이 소요되었을 것이다. 그러면 순간적인 뜨거움이 언제 필요할까? 예를 든 것처럼 강추위나 체온을 빼앗겨서 순간적인 온도가 필요할 때가 있다. 그때는 어느 부위를 뜨겁게 줘야 하느냐면 바로 목덜미다. 조금 유식하게 이야기한다면 풍부, 풍지, 대추 부분이다.

풍부와 풍지는 이름에서 보듯 바람이 드나드는 관문이다. 머리 뒷부분과 목이 만나는 경계 부분에 있다. 이곳에서 바람이 휭하고 불면 감기에 걸린다. 조금 더 깊이 바람이 들면 입이 돌아가고 더 깊이 들어가면 쓰러진다. 중풍의 '풍'이 바람 풍(風)이라는 사실을 알고 있는지? 그래서 이 부분은 차가운 바람이 안 들도록 항상 주의해야 한다. 체온이 떨어지면 바로 이 부분을 빨리 따뜻하게 해 줘야 한다.

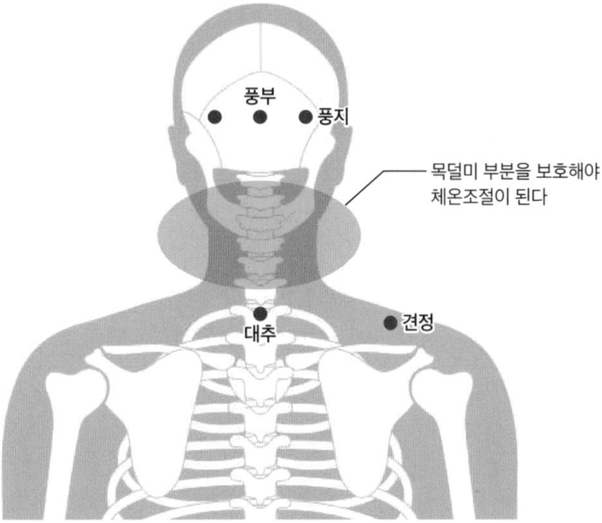

몸에서 이 부분과 윗 팔뚝, 아랫배, 그리고 발만 따뜻하게 만들어도 금방 체온이 돌아온다. 체온이 떨어지는 위급상황이 있다면 꼭 이 부분들을 기억하자.

대추는 목덜미 아래에서 등 쪽으로 내려가기 직전에 툭 튀어나온 뼈 부분의 혈자리 이름이다. 목뼈와 등뼈가 이어지는 부분이라서 그런지 여기에는 목에서 일어나는 일과 어깨 등에서 일어나는 모든 일이 모인다. 각 부분이 모이다 보면 조직 구조상 복잡하게 되어서 이 부분에 안 좋은 일이 생기면 다른 곳보다 사태가 커지게 된다. 그래서 대추혈자리 부분은 항상 피로가 많이 쌓이게 되고, 목 균형이나 어깨의 기울어짐 등으로 말미암은 밸런스 문제가 자주 생기는 곳이다. 대추혈자리는 온도에 굉장히 민감하다. 대추혈을 덮어서 감싸는 근육 이름이 승모근인데, 추워지면 한껏 움츠러든다. 온몸을 덜덜 떨 때 승모근이 가장 많이 수축되고 떨림도 크다. 그 수축과 떨림을 전부 받아내는 것이 대추혈이다. 그래서 이곳 온도는 빨리 따뜻하게 해주어야 한다.

감기를 예방하기 위해서 혹은 머리 쪽의 급작스런 증상들을 예방하기 위해서 목 뒷덜미를 따뜻하게 해주어야 한다. 평소 스카프나 목도리로 감싸주겠지만 준비가 안 되었을 때가 있기도 하다. 이럴 때 체온을 빼앗기지 않으면서도 효율적으로 온도를 조절할 수 있는 부위인 이 부분을 꼭 기억하자.

그다음으로 배앓이를 할 때다. 소화가 안 되고 배앓이가 있을 때 임시방편적인 방법으로 손을 따고 등을 두드리는 방법을 흔히 쓴다. 모두가 좋은 방법이다. 핫팩이나 뜨거운 수건, 드라이기로 배를 따뜻하게 만들어주는 것을 추가해 보자. 훨씬 더 빨리 좋아질 것이다.

온도가 차가워지면 모든 움직임이 둔해진다. 거꾸로 움직임이 둔하면 차가워지기도 한다. 이런 현상은 물리학의 가장 기초이기도 하다. 몸의 소화기가 차가워지면 소화기관 활동이 둔해진다. 또 소화기가 약하면 온도도 떨어진다. 그러면 소화가 안 되고 탈이 나거나 체한 느낌이 든다. 온도만 높여주어도 소화기 운동에 도움이 된다. 어릴 적 어머니가 배에 손을 얹고 "엄마 손이 약손이다" 한 것이 그것이다. 그런데 엄마 손이 얼음장처럼 차갑다면 되려 더 나빠질 수도 있다. 기본적으로 약손은 따뜻한 기운이 흘러나와야 한다. 핫팩이나 뜨거운 수건이 사람 간의 온기를 느낄 수 있는 도구는 아니지만, 따뜻한 열기를 전달해야 할 때는 요긴하게 쓰일 수 있다. 배에 손을 댈 수 없는 경우도 간혹 생길 수 있을 테니 말이다.

또 이왕에 따뜻하게 하는 김에 척추 등뼈를 따라 아래위로 왔다갔다 하면서 전체를 쬐어주는 것도 좋다. 이것은 척추에서 나오는 자율신경계를 안정시켜주는 방법이다. 자율신경이 척추에서 시작해서 온몸에 영향을 미치는데, 체온이 차가워지고 긴장이 되면 조절이 안 되고 균형이 무너진다. 자율신경이 조절 안 되어 교감신경이든 부교감신경이든 한쪽으로 치우치면 몸이 상당히 불편해지는데 이것을 자율신경실조증이라 부른다. 건강한 사람은 자율신경이 균형을 이루지만 건강하지 못할 때 불균형이 오기 쉽다. 이때 지나친 추위나 긴장이 생기면 균형이 탁! 무너지는 것이다. 그러니 이런 상황에 부닥칠 때는 급하게라도 핫팩이나 뜨거운 수건의 힘을 빌리는 것도 좋은 방법이다.

통증이 있는 곳에도 사용할 수 있다. "댁에서 찜질을 하세요"라고 조언하면 십중팔구는 따로 찜질을 하지 않는 것 같다. 발목을 삐거나 무릎 인대를 다치거나 허리나 어깨가 아플 때 파스도 붙이고 에센셜 아로마도 바르고 간단한 안마를 하는 등 집에서도 가능한 요법들이 있다. 그중에서 가장 기본이 찜질이다.

척추의 기운을 소통시켜야 하는 성장기 아이들, 연로하신 노인분들에게도 열 찜질이 좋다. 딱히 다른 도구가 없을 때 여러 가지 방법이 있겠지만 핫팩이나 뜨거운 수건이 대안이 될 수 있겠다.

5. 집에서 간단하게 핫팩을 만들자

몸을 따뜻하게 만드는 데는 따뜻한 물건을 대주는 것이 간편하다. 모닥불을 쬐면 빠르게 체온이 올라갈 것이고 추운 날 외출 후 돌아와 뜨거운 물에 몸을 담그면 굉장히 빨리 몸이 따뜻해진다. 작은 부위에는 따뜻한 돌을 손에 쥐거나 뜨거운 커피 한 잔을 손에 쥐고 있으면 체온이 올라간다. 요즘 간편하게 핫팩이 제품으로도 출시되고 있는데 찍찍이로 옷에 붙이고 다닐 수 있게 되어 편리하게 이용할 수 있다. 핫팩을 집에서도 간편한 방법으로 만드는 방법을 알아보자. 수건 두 장, 비닐 두어 장, 그리고 주방에 흔히 있는 전자레인지만 있으면 된다. 먼저 수건 한 장을 물에 충분히 적신다. 꽉 짠 수건을 전자레인지에 1~3분 정도 돌린다. 뜨거워진 수건을 비닐에 싼다. 마른 수건 한 장으로 비닐째 다시 감싸 찜질한다. 이것만으로 충분히 핫팩의 효과를 낼 수 있다. 정말 간단하지 않은가. 만약 전자레인지가 없으면 전기포트나 가스레인지에 물을 끓여서 수건을 적셔서 위와 마찬가지로 해도 되지만, 아무래도 위의 방법보다는 조금 번거롭다.

또 다른 방법은 곡물로 만든 핫팩이다. 면 보자기를 추천한다.

하지만 면 보자기가 없으면 양말을 이용해도 된다. 콩이나 팥을 쓰는 경우가 많은데, 여러 과일의 씨앗을 이용해도 된다. 마찬가지로 전자레인지가 필요하다. 보자기나 양말 안에 콩을 적당량 채워 넣고, 전자레인지에 1~2분가량 돌리면 끝! 정말 간단하다. 가져다 대보면 생각보다 뜨겁지만, 손을 델 정도는 아닌 온도로 딱 적당하게 따뜻하다. 한 가지는 꼭 명심해야 한다. 간혹 오래 가열을 해서 콩이 타는 구수한 냄새가 진동할 수가 있다. 최대 3분 안으로 하는 것이 적당하다.

여기서 곡물뿐만 아니라 씨앗을 이용해도 된다고 했는데, 돌을 가지고 해도 된다. 돌은 가열이 쉬운 돌이 있기도 하고 어려운 것도 있으니 구별해야 한다. 개인적으로 보령 옥돌로 시도해 봤는데 정말 좋다. 보령 옥돌은 원적외선이 잘 나오는 것으로도 유명하다. 원적외선 방출량이 좋다고 하는 대부분의 돌들이 잘되는 편이다. 돌 자체를 데워도 아주 훌륭한 핫팩이 된다. 전통적으로는 기왓장을 많이 활용했다. 여러 한의학 책에는 기왓장을 데워서 배를 따뜻하게 하거나 등이나 허리를 찜질하는 데 이용하는 방법에 대해서 안내했다. 지금은 기왓장을 구하기 어려우니 돌을 일부러 구해야 한다. 한 번 구해 놓으면 깨지지 않는 이상 계속 편하게 쓸 수 있으니 하나쯤 갖춰 놓는 것도 좋겠다.

한의원에서는 보령옥돌을 이용해서 찜질돌을 사용했던 적이 있는데 몇 개가 깨져 버렸다. 이후로는 씨앗이나 팥을 넣은 찜질팩을 구해서 하고 있다. 전자레인지에 돌리면 불과 3분 이내에 아주 뜨뜻한 핫팩이 만들어진다.

급할 때 만들 수 있는 초간단 찜질팩

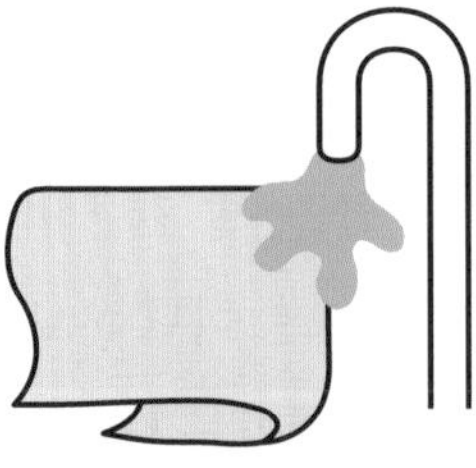

❶ 수건을 물에다
충분히 적신다.

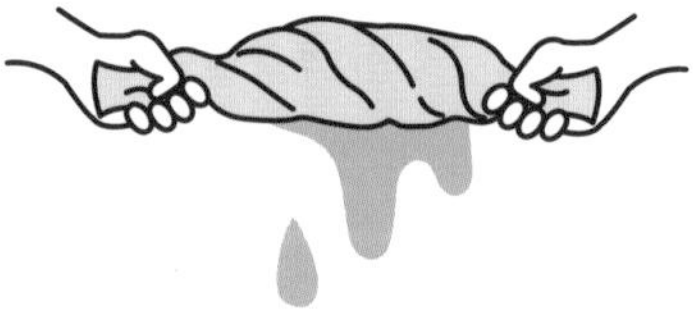

❷ 물기를 적당히 짠다.

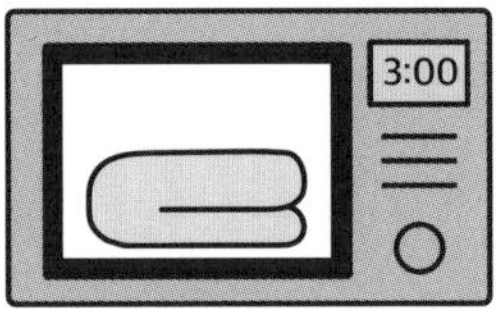

❸ 전자 레인지에
1~3분 돌린다.

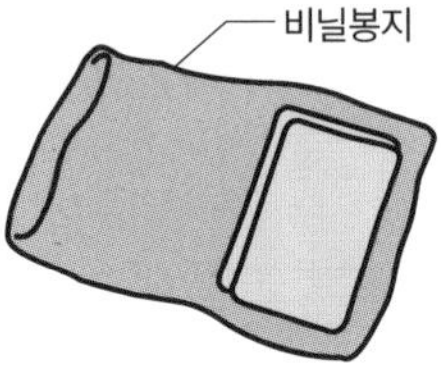

❹ 비닐봉지에 싼다.
뜨거우니 조심한다.

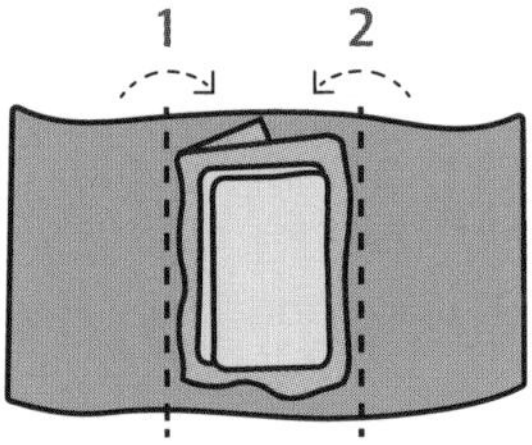

❺ 마른 수건으로
감싼다.

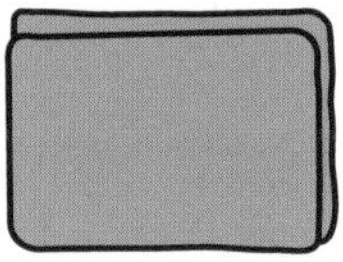

❻ 완성

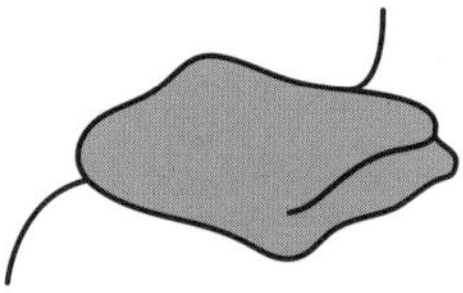

❼ 찜질이 필요한 부위에
얹어서 찜질한다.

요즘은 이런 핫팩 제품들이 다양하게 출시되어 있으니 집에 하나쯤 갖춰두는 것이 좋겠고, 제품이 없는 상황이나 급하게 필요할 때는 이와 같은 간편한 방법으로 핫팩을 만들어서 체온을 유지하자.

체온만 잘 유지해도 우리 몸의 면역이 좋아진다. 따뜻함이 생명의 기운, 즉 생기다. 생기 있는 몸을 만들어 면역이 넘치시길 바란다.

6. 꼭 알아야 할 감기 이기는 법

친구가 집에서 식사하자며 초대를 했다. 식사하며 나누는 대화가 무르익을 무렵, 아니나 다를까 아이의 건강 상태에 대해서 물어본다. 어디를 가든 건강 상담을 하는 건 나의 일상이다. 친구의 아내가 울상을 지으며 질문을 던졌다.

"우리 아이는 항상 감기예요. 얼마나 속상한지 몰라요. 항상 따뜻하게 하는데 왜 그럴까요?"

친구에게 한 가지 물어봤다.

"친구, 너도 코가 안 좋은 것 같은데? 비염이 있니?"

"응, 나도 사실 비염이 있어. 자주 막혀 있는 편이야."

그 집에서 느껴지는 느낌 하나를 말해주었다. 그 집에서 딱 하나만 바꾸어 보라고 조언했다. 한 달 뒤 친구의 아내로부터 감사 전화를 받았다.

"감기가 눈에 띄게 줄었어요. 정말 감사해요."

내가 말해준 비결은 무엇이었을까? 바로 습도다.

추우면 감기에 걸린다. 너무 당연하다. 체온이 떨어지면 면역이 뚝뚝 떨어지는 것이 느껴진다. 겨울철 감기가 많은 것이 당연하다. 하지만 요즘은 여름에도 에어컨을 엄청나게 틀어주니 오뉴월 감기가 유행이다. 그러다 보니 감기를 걱정하는 사람들은 온도에 굉장히 신경을 쓴다. 그런데 이때 꼭 함께 조절해 주어야 하는 부분이 바로 습도다!

우리나라는 특히나 겨울에 건조하기까지 하다. 춥고 건조하니 코가 엄청나게 괴롭다. 추우면 피부가 땅기듯이 콧속도 건조해서 마르고 땅긴다. 비염이 심한 분들이 힘들어하는 이유 중 하나다. 간절기 때는 온도변화까지 감당해야 하니 더 힘들다.

건축가 분들의 이야기를 들어보면 아파트에서 건조함이 더 심하다고 한다. 보일러를 종일 돌리는데다 공기가 안에서 갇히다 보니 그런가 보다. 친구 집에 가서 식사하는데 공기가 너무 건조한 것이 느껴졌다. 키우는 식물들마저 바짝 말라 있는 듯한 느낌이었다. 너무 건조하면 호흡기가 굉장히 힘들어진다. 차라리 습도가 조금 있는 편이 더 좋다. 사실 온도도 적당히 습도가 있으면 더 따뜻해진다.

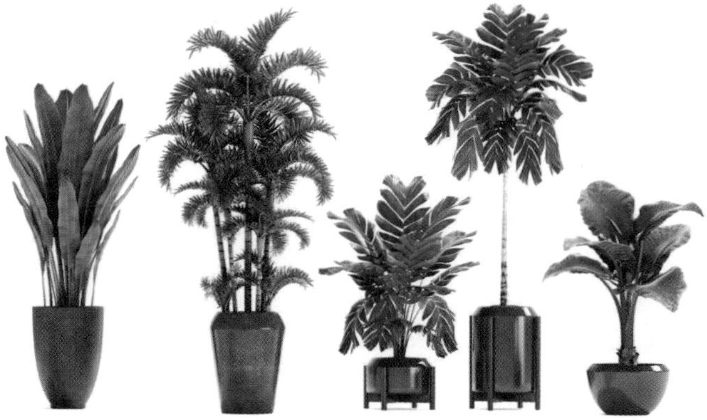

실내 공기와 습도조절을 위한 식물을 키우는 것도 좋다.

방안 습도를 40~60퍼센트가량 유지하라고 하는데 와닿지가 않는다. 집에 습도계를 비치하고 사는 사람은 드물다. 자연스럽게 집 안 습도를 높이는 방법 중 가장 쉬운 건 빨래를 너는 것이다. 수건 한두 개 널어두는 정도로는 어림도 없다. 네모난 방 한쪽 벽면에 쭉 너는 정도는 해야 어느 정도의 습도를 유지할 수 있다. 만약 수건이나 빨래의 개수가 모자란다면? 대야에 물을 떠놓고 수건을 물에 담가 걸쳐놓는다. 그것 몇 개 정도 해주는 것이 좋다. 물론 식물 화분이나 과일 껍질을 놓는 방법, 숯 분재에 물을 뿌리는 방법 등이 있다. 그리고 감기나 비염치료를 위해서는 환기도 필수적이고 체력요인도 고려해야 하는 등 여러 가지 신경을 함께 써야 한다. 물론 가습기를 트는 것도 좋으니 시중에 많은 자연 기화 방식 가습기를 한번 찾아보시라고 권하고 싶다.

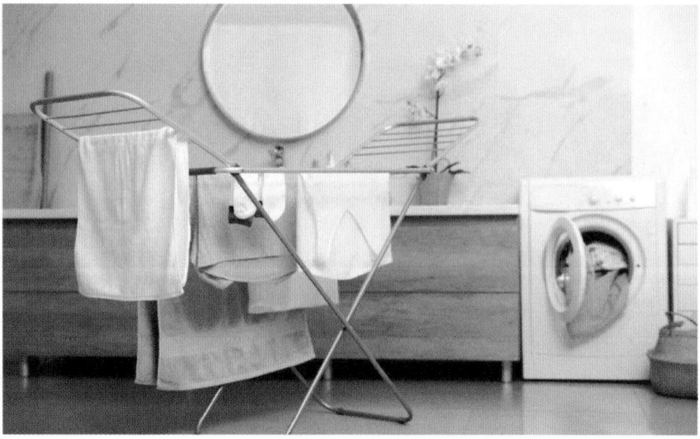

집에서 빨래를 넌다는 분들은 수건 한두 개 널어둔다는 경우를 보곤 한다. 그 정도로는 어림도 없다. 네모난 방 한쪽 벽면에 쭉 너는 정도는 해야 한다. 그 정도 해야 어느 정도의 습도를 유지할 수 있다.

온도뿐만 아니라 습도도 신경 쓰자. 한의학에서는 온도, 습도뿐만 아니라 '풍도'라고 해서 돌아다니는 기운을 신경 쓰는데, 총 6개의 기운의 움직임을 통해 건강을 관리하는 방법이다. 바로 풍, 한, 서, 습, 조, 화의 육운이라 불린다. 풀이하자면 따뜻함과 차가움, 건조함과 습함, 돌아다님과 정체됨이다. 몸속의 이 6가지 기운들이 균형을 맞추면 비로소 건강한 상태가 된다.

오늘 저녁 당장 습도를 조절하고 잠을 자보자. 더 개운한 내일을 맞이할 것이다.

7. 비염 퇴치 습관 10가지

날씨가 스산해지는 가을이 오고, 벌써 겨울인가 싶게 추울 때쯤 찾아오는 불청객이 비염이다. 평소 공기가 고마운 줄 모르듯 코로 숨 쉬는 것이 자연스러워야 하는데, 코가 막히고 콧물이 흐르는 통에 생활이 답답하다. 호흡이 잘 안 되니까 머리에 집중력이 떨어지고, 두통도 자주 생긴다. 알레르기 증상이 겹치면 눈 주변이 가렵고 결막염도 동반된다. 콧물이 목으로 넘어가서 목도 아프고, 까끌거리고, 소화불량도 일으킨다. 아이들에게는 면역이 떨어진 상태니 성장 부진의 원인이기도 하고 집중력이 떨어지니 성적 부진의 원인이기도 하다.

비염 상태가 나으려면 면역까지 좋아져야 하기 때문에 한약 치료를 하면 훨씬 좋아지는데, 일상생활에서 몇 가지 습관만 체크해도 관리하는 데 훨씬 도움이 된다. 생활에 불편한 비염은 한의원에서 치료받되, 가벼운 비염 증상을 호전시키거나 비염 치료를 더 빨리 끝내고 싶거나 다시 비염이 재발하지 않도록 하려는 분들은 비염에 좋은 생활습관을 꼭 실천하길 바란다.

1) 온도와 습도를 잘 맞춰 주어야 한다

바깥과 안쪽의 온도 차가 너무 크면 알레르기일 때 힘들어진다. 추운 날 더운 정도가 아니라, 온기가 느껴질 정도로 실내온도를 조절하길 바란다. 대부분 온도는 잘 관리한다. 추운데 추위를 참고 벌벌 떠는 분들은 별로 없다. 그런데 습도 관리는 안 하는 경우가 많다. 우리나라 기후는 가을 겨울에 특히나 건조증이 너무 심해서 습도 관리가 필수적이다. 가습기를 빵빵하게 틀어서 습도를 꼭 조절하길 바란다.

2) 찬 음식들을 자주 먹으면 비염이 심해진다

폐기관지는 찬 음식을 먹으면 힘들어한다. 항상 따뜻한 음식을 먹고 마시기를 권한다. 추울 때 약초로 만든 따뜻한 약차는 몸의 건강에도 좋고, 스트레스를 풀어주니 마음의 건강에도 좋은 일석이조다.

3) 마스크를 잘 활용하자

마스크는 낮은 기온을 막기 위해서도 필수적이지만, 비염이 있을 때는 실내에서도 잠깐씩 끼고 있는 것이 좋다. 특히 아침에 잠자리에서 일어나서 3분 정도 끼고 생활하면 코가 한결 편해진다.

4) 우유나 유제품을 멀리하자

유제품이 알레르기를 일으킨다는 보고가 많다. 알레르기성 비염, 피부염, 아토피, 천식, 두드러기가 있는 분들은 잠시 멀리하는 게 좋겠다. 우유로 만든 음식에는 빵, 과자, 아이스크림이 대표적이다.

5) 감기에 주의하자

콧물감기가 비염으로 발전하기도 한다. 비염이 있는 분들은 감기에 걸리는 순간 증상은 훨씬 심해지고 오래 가게 된다. 평소

손을 자주 씻고, 물을 적절하게 마시고, 충분히 휴식해 주자. 잠을 일찍 푹 자기만 해도 비염 증상이 한결 완화된다.

6) 운동을 하자

가슴과 등 근육은 폐기관지에 직접적인 영향을 미친다. 푸시업만 해 주어도 기침과 콧물에 도움이 된다. 운동을 하면 몸이 따뜻해지고, 혈액순환이 원활해짐과 함께 근육도 생긴다. 근육은 또 몸에 열을 발생시켜 선순환을 일으킨다. 전신운동, 달리기 등 운동은 모두 좋지만, 땀 흘린 다음에 뒷목을 보호해서 감기에 걸리는 것만 주의하면 되겠다.

7) 비염에 좋은 혈자리를 자극하자

합곡, 곡지, 족삼리, 영향, 상성 등 비염에 좋은 혈자리를 알아두고 자주 꾹꾹 눌러주자. 내 몸에 포인트를 눌러주기만 해도 몸이 나아진다는데 돈이 드는 것도 아니고 얼마나 좋은 방법인가.

8) 술을 멀리하자

술을 마시면 비염 치료가 잘 안 된다. 비염도 염증이기 때문이다. 술의 알코올은 염증을 더 악화시킨다.

9) 비타민을 보충하자

감기에 비타민이 좋다는 사실은 잘 알려져 있다. 비염에도 마찬가지다. 비염은 심한 만성 코감기라고 생각해도 무방하기 때문이다. 비타민과 미네랄이 많은 채식을 자주 섭취하면 좋다.

10) 충분히 휴식하자

우리나라 사람들은 휴식을 잘 안 취하는 것 같다. 잠은 8시간 충분히 자고, 평소에도 피곤하면 휴식을 소중하게 여겨야 한다. 충분히 쉬어야 열심히 일할 기운도 나는 법이다. 잘 쉬면 비염도 그만큼 잘 나아진다.

비염에 좋은 생활습관만 잘 지켜도 한결 편하게 숨 쉬고 몸이 개운해질 것이다.

3부

자율신경

1장

왜 자율신경이 건강해야 하는가?

1. 자율신경은 몸의 균형을 만든다

면역은 높은 것만이 능사가 아니다. 균형을 맞추어야 한다. 모자라지는 않고 그렇다고 넘치지는 않은, 어느 정도 높은 상태에서 균형을 맞추면 가장 최상이다. 기와 혈을 보충하는 것, 장 상태를 좋게 하는 것, 그리고 체온을 올리는 것 등은 면역의 양과 질에 관련된 이야기다. 이제 면역의 '균형'을 맞추는 이야기를 전하고자 한다.

우리 몸은 어떤 자극이 있으면 양적인 반응과 음적인 반응을 하게 된다. 사람들이 많이 모인 장소에서 갑자기 발표를 시킨다면 "네?" 하며 놀라서 눈동자가 동그랗게 커지고 심장이 쿵쾅쿵쾅 뛰면서 얼굴이 빨개진다. 이런 상태가 양적인 반응이다. 따뜻한 오후 점심을 배불리 먹고 햇살도 편안히 받는다면 아마도 졸음이 꾸벅꾸벅 오면서 나른해질 것이다. 이런 상태는 음적인 반응이다.

신경이 양적인 반응을 하게 만드는 것을 모아서 교감신경계라고 하고, 음적인 반응을 모은 것을 부교감신경계라 한다. 이 둘을 조절하는 시스템을 자율신경계라 부른다. 다시 말해서 자율신경에는 교감신경과 부교감신경이 있다. 한쪽은 흥분상태를 주도하고 한쪽은 이완상태를 주도한다. 교감상태로 있다 부교감상태로 가고 또 반대의 현상으로 가듯, 이 두 신경이 마치 천칭의 저울처럼 균형을 맞추고 있어야 몸이 편안함을 느낀다.

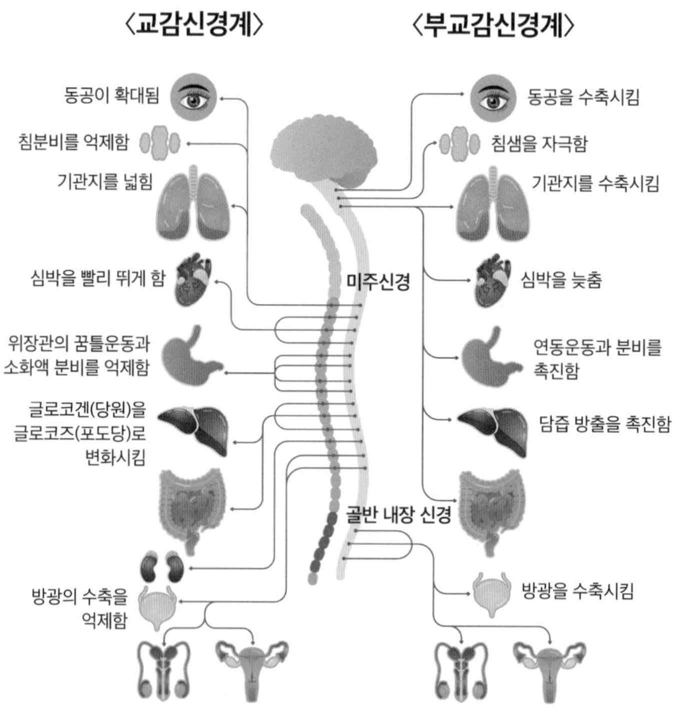

한의학 치료에서 또 하나의 핵심을 한 단어로 하라면 "균형"이다. 몸에서 일어나는 불균형으로 인해서 자율신경 실조증들이 생긴다. 흥분과 가라

옛날 원시시대에 사람은 연약한 존재였다. 그래서 동물의 습격이나 자연의 변화 등에 무방비로 취약했다. 그러다 보니 생존을 위해서 긴장상태에 있었고 촉수가 곤두서기도 했다. 교감신경은 이렇게 나의 생존을 위해서 발달한 신경이다. 이 상태는 조금 발달하면 활발하고 적극적이게 되지만, 지나치면 흥분되고 조절이 안 되는 상태기도 하다. 긴장만 하면 에너지가 소모된다. 소모된 에너지를 채우고 보충해 주는 시간이 필요하다. 흥분과 긴장 상태를 벗어나 편안하게 기운이 모이는 시간, 호흡을 편하게 하고 이완된 시간을 가지는 것이 음의 시간이다. 부교감신경은 에너지를 모으는 신경이다. 이 신경은 적당하면 에너지를 모으지만 지나치면 가라앉고 퍼지는 상태가 된다.

긴장과 이완 사이의 '적당한' 균형. 이 상태가 되면 컨디션이 굉장히 편안하다 느낀다. 그런데 균형이 무너지면 찝찝하게 불편한 느낌을 받는다. 둘 사이의 균형이 무너진 상태를 자율신경 실조증이라 부른다. 항상 긴장 상태에 있으면 소화불량이 생긴다. 항상 체한 듯하고 조금만 먹어도 속이 갑갑해진다. 스트레스성 소화불량 상태다. 자율신경이 조절 안 되는 대표적인 증상이 땀 조절이 안 되는 것이다. 조금만 긴장이 되어도 손바닥에서 땀이 송골송골 맺히는 다한증도 자율신경 실조증 중 하나다. 툭하면 설사했다가 변비에 걸렸다 하는 것 역시 자율신경 균형이 무너진 증상 중 하나다.

우리의 면역은 자율신경이 균형을 이루어야 비로소 좋아진다. 면역계의 핵심 요소 중 하나가 백혈구인데 이를 조절하는 것이 자율신경이다. 백혈구는 바깥에서 나쁜 것이 들어왔을 때 이를 물리치는 군대 같은 기능을 한다. 백혈구의 종류 중 과립구, 림프구, 대식구 중에서 자율신경의 영향을 특히 많이 받는 것이 과립구와 림프구다. 교감신경이 작동하면 백혈구 중에서 과립구가 많아지고 부교감신경이 작동하면 백혈구 중에서 림프구가 많아진다. 둘 다 적당히 꼭 있어야 하지만, 교감신경이 지나쳐서 과립구가 많아지면 거꾸로 우리 몸을 공격한다. 또 부교감신경 기능이 떨어지면 림프구가 모자라게 되어 면역력이 떨어져 바이러스 감염에 약해진다. 이 둘이 균형을 맞추어야 면역력이 조화를 이루는 상태가 된다.

면역도 지나침 없고 모자람이 없는 중용의 상태에 있어야 건강하다. 적절한 면역의 상태를 위해 자율신경이 균형 잡혀야 한다. 면역의 핵심, 자율신경을 균형 있게 해서 면역도 안정화시키자.

교감신경 활성화	부교감신경 활성화
• 스트레스 호르몬 상승 • 눈동자가 커짐 • 호흡이 가빠짐 • 침이 마름 • 심장 박동이 빨라짐 • 땀이 송골송골 맺힘 • 소화불량(소화액 분비 장애) • 간에서 포도당 과다 분비 • 소름 돋음 • 대소변 보기가 어려움	• 눈이 흐리멍덩해짐 • 한숨을 자주 쉼 • 침이 흐름 • 심장 박동이 느려짐 • 땀이 잘 안 나옴 • 땀이 송골송골 맺힘 • 소화촉진(소화액 과다 분비) • 대소변을 자주 봄

2. 자율신경은 중추신경에서 나온다

자율신경은 어디에서 조절될까? 자율신경은 중추신경으로부터도 나온다. 하지만 자율신경을 조절하는 중요한 부분은 대부분 척수에 있다. 교감신경은 등과 허리 부분인 척수의 중간에서 나온다. 그리고 부교감신경은 목과 꼬리뼈 부분인 척수의 맨 위와 맨 아래에서 나온다. 척수의 건강이 바로 자율신경계의 건강과 직결되는 것이다.

척수는 척추의 안쪽 빈 곳에서 아래위로 지나다닌다. 즉 척추에 의해서 보호되고 있는 것이 척수다. 척추는 언뜻 보면 몸을 지탱하는 기둥 역할을 하는 것이 우선인 듯 보인다. 의학적으로 볼 때 더 큰 의미는 척수를 보호하는 기능이다. 아주 중요한 장기인 심장과 폐가 갈비뼈에 의해서 보호되고 뇌가 머리뼈에 의해서 보호되듯, 척수 역시 척추에 의해 보호되는 것이다. 그래서 척수의 건강에 척추의 상태가 직접적이다.

척수는 마치 물처럼 흐르는 흐름이 있는데, 척추가 틀어져 있으면 척수 역시 제대로 흐르지 못해 자율신경의 신호가 좋지 못하게 된다. 척추를 건강하게 만들고 앞뒤 좌우 균형을 맞추는 것은 단순히 디스크 같은 직접적인 허리 질환 때문만은 아니다. 몸 전체의 면역과 컨디션에 직접 영향을 미치는 자율신경을 안정되게 만드는 것도 상당히 큰 부분이다.

척수는 척추의 안쪽을 타고 아래 위로 흐르면서 뇌와 척추 전체를 흐른다. 온몸의 생명 에너지를 통제하고 바깥으로는 자율신경계를 조절한다. 한의학에서도 인체 투시도를 통해 등뼈를 유달리 강조하면서 동시에 뇌, 척수, 그리고 단전의 호흡까지를 함께 묶어서 강조하였다.

척수는 위로는 뇌에 연결되어 있기 때문에 넓은 범위에서는 뇌척수라 부르며, 이를 둘러싼 흐름이 뇌척수액이다. 뇌척수액은 뇌를 빙 돌아 척수를 흐른 다음 꼬리뼈까지 쑥 내려갔다 다시 위로 올라온다. 한의학에서의 그림은 해부도보다는 투시도를 더 많이 그렸는데, 죽은 사람의 장기를 보여주는 것보다 살아 있는 사람의 장기 기능을 보여주는 것이 의학적으로 더 중요하다고 여겼기 때문이다. 《동의보감》의 인체투시도는 등뼈가 유달리 두드러지며 배꼽을 중심으로 한 호흡의 파동 역시 이상하리만큼 강조되어 표현되었다. 바로 이것이 뇌척수액이 미치는 범위를 표현한 것이다. 뇌로부터 척수를 따라서 꼬리뼈에서 친 파동이 배꼽 주변 단전까지 영향을 미쳐 에너지의 흐름을 만들어 내는 것이다.

뇌척수액을 건강하게 하는 데 있어 아주 중요하게 여긴 것이 바로 호흡이다. 특히 호흡을 깊이 있게 하면 뇌의 흐름과 꼬리뼈 주변의 흐름이 균형 있게 조절이 되어 부교감신경계가 활성화되고, 이는 몸의 정기를 채우는 기능을 하게 된다. 또 부신을 조절해서 호르몬 분비를 조절하는 힘을 기르는 것도 역시 호흡법이다. 뇌척수액의 흐름, 두개천골의 리듬, 뇌하수체와 시상하부, 부신의 호르몬 조절, 단전 속 에너지의 생성에 관여된 깊은 호흡 등이 모두 하나로 이어진 이야기다.

척수

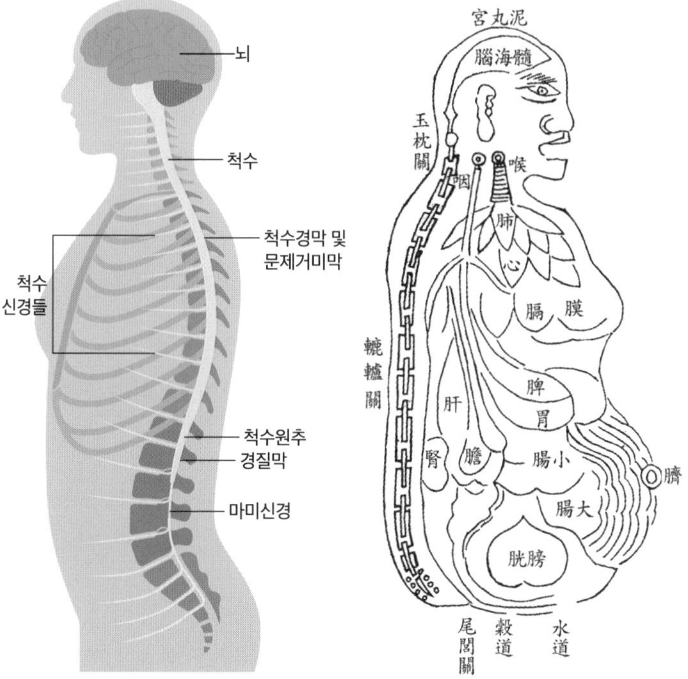

척수는 척추의 안쪽을 타고 아래 위로 흐르면서 뇌와 척추 전체를 흐른다. 온몸의 생명 에너지를 통제하고 바깥으로는 자율신경계를 조절한다. 한의학에서도 인체 투시도를 통해 등뼈를 유달리 강조하면서 동시에 뇌, 척수, 그리고 단전의 호흡까지를 함께 묶어서 강조하였다.

또 하나, 한의학에서 자율신경을 조절하는 시스템이 있는데 바로 경락 시스템이다. 자율신경은 우리 의식에서 통제되지 못하고 말 그대로 우리의 반응을 통해 스스로 통제되는 신경으로, 주로 말초신경을 지배하고 있다. 경혈의 집합체인 경락 시스템이 말초의 자극을 통해서 체내의 기능을 바로 잡는 역할을 한다. 경락 자극은 자율신경을 조절하고 양적인 경락과 음적인 경락의 균형을 이루어 자연스럽게 신체 기능의 균형을 맞추게끔 해 준다. 한의학에서 침 시술의 핵심 이론이 바로 경락이고, 침을 놓는 원리가 음양의 균형이다. 자율신경을 조절해서 균형을 맞추는 것과 같다. 의식적으로 자율신경을 조절하기는 쉽지 않지만, 경락이라는 자극 반응처(경혈)의 거대한 이론으로 우리는 자율신경마저 스스로 조절할 수 있다.

경락과 경혈 시스템은 몇천 년 동안의 지혜를 압축한 이론이기 때문에, 두꺼운 전문서적으로 몇 권이나 익혀야 겨우 알 수 있다. 여기서는 생활에서 쉽게 활용할 수 있도록 설명하려는 것이 큰 목적이므로, 경락과 경혈을 자극하는 가장 쉬운 방법인 손끝, 발끝을 문지르고 때리고 눌러서 자극하는 것을 위주로 다룬다. 손뼉을 쳐도 좋고 발 지압을 해도 좋다. 경락의 흐름에서 가장 힘이 센 곳이 손끝과 발끝이다. 이 부분들을 골고루 자주 자극해주는 것만으로도 자율신경이 안정되는 데 큰 도움이 된다.

3. 스트레스가 면역력을 깨뜨린다

자율신경 조절을 망가뜨리는 주범을 꼽으라고 한다면 단연코 스트레스다. 스트레스는 특히 교감신경을 흥분시킨다. 교감신경은 스트레스에 대항하기 위해서 특별히 고안된 시스템이라 해도 과언이 아니다. 스트레스 조절에 실패했거나 그로 말미암아 갑자기 기분이 팍 다운될 때 부교감신경이 타격을 받기도 한다.

이 자율신경들은 다시 내장과 혈관 등에 영향을 미친다. 내장기 뒤쪽에 거대하게 자리 잡은 신경총이 있는데, 스트레스를 받아서 자율신경이 이런 부분에 영향을 미치면 이 부분이 붓게 된다. 이렇게 되면 장기, 특히 소화기를 안 좋게 만든다. 또 소화기 안쪽 벽의 상태를 안 좋게 만들어서 장내신경총을 망가뜨린다. 이는 앞에서 살펴본 새는 장 증후군을 만드는 큰 원인 중 하나가 된다.

스트레스는 혈액도 나쁘게 만든다. 스트레스로 몸속에 나쁜 기운이 가득 차게 되면 그 기운이 온 혈액의 상태를 나쁘게 만들 것이다. 기운이 가장 잘 전달되는 물질 중 하나가 액체다. 몸속에서 주된 액체가 바로 혈액이다. 그러니 스트레스를 받으면 혈액이 혼탁해진다. 역시 앞의 1부 혈 부분에서 살펴본 대로, 혼탁한 혈액은 면역을 떨어뜨리는 주된 이유다. 스트레스를 받으면 자율신경 조절이 안 되어 체온 역시 뚝 떨어진다. 화가 나면 열이 위로 뜬다. 상대적으로 몸에 쓸 에너지가 머리로 몰리게 되고 몸은 차가워진다. 2장에서 살펴본 듯이 체온이 떨어지니 면역기능 역시 떨어진다.

이렇듯 스트레스는 혈액도 혼탁하게 하고 장내 환경을 망가뜨리며 몸을 차게 만들면서 자율신경계 균형도 무너뜨리니, 면역에서는 최악의 상태를 만드는 요소다. 스트레스가 만병의 근원이라는 것을 이해했다면 이제 스트레스를 관리할 방법을 수단을 가리지 말고 찾아야 하겠다.

스트레스를 조절하는 여러 방법 중에서 특히 심호흡을 강조하고 싶다. 단전호흡처럼 아랫배 깊숙이까지 호흡을 드나들게 하다 보면 스트레스 상태에 있어도 조금씩 안정상태로 바뀌는 것을 느낄 수 있다. 천천히 숨을 내쉬고 들이쉬면서 그 숨 자체를 인식하면서 드나드는 것을 마음속으로 바라본다. 이런 가벼운 연습만으로도 자율신경이 안정되는 것을 느낄 수 있다.

이때 향기를 이용하게 되면 훨씬 더 큰 효과가 있다. 향기가 코를 통해서 전달하는 면이 크기 때문에 특히 심호흡하면서 좋은 향기를 맡으면 정신작용이 변하면서 동시에 신체 작용에도 긍정적인 반응이 일어난다. 약초들에서 추출한 에센셜 오일은 이제 주변에서 많이 볼 수 있는데, 좋은 에센셜 오일을 구해서 깊이 호흡하며 그 향을 맡아보자. 한의학에서 향기요법, 아로마요법이라 불리는 이 치료는 몸과 마음의 많은 문제를 해결하는데 탁월하다. 심호흡 하나만 해도 자율신경이 많이 안정된다. 마음과 기분을 다스리는 아로마로 훨씬 편하고 깊이 있게 자율신경 조절이 가능하다. 척추(척수)의 건강, 경락자극, 심호흡, (아로마 에센셜 오일을 이용한) 향기요법이 자율신경을 좋게 하는 방법이라 할 수 있다.

4. 꼭 알아야 할 자율신경 조절 장치들

지금까지 책을 쭉 잘 읽은 분들은 스트레스가 몸에 미치는 영향이 생각보다 크다는 것을 알고 있을 것이다. 행복감을 느끼는 세로토닌의 80퍼센트 이상이 장에서 분비된다는 것은, 감정조절의 큰 부분이 실상은 뇌보다는 소화기가 건강하면 더 잘 된다는 뜻이기도 하다. 사촌이 땅을 사면 머리가 아프다기보다는 배가 아프다고 하는 것이 그런 것을 표현한 것이 아닌가 생각한다. 스트레스는 두통 외에도 온몸의 근육통, 척추 주변 통증, 호흡곤란 등 신체적인 증상으로 많이 나타난다.

다시 말하자면, 소화기가 안 좋고 장이 예민하고 염증이 자주 있으면 뇌의 반응도 예민해진다는 뜻이다. 속이 안 좋으면 스트레스에 민감해진다. 근육이 단단하고 유연하지 못하면 스트레스에 유연하게 대처하지 못해서 욱하는 경우가 많아진다. 디스크 같은 병이라도 있으면 짧은 거리를 이동하는 데도 예민해진다. 실제로 오랜 기간 병을 앓고 있는 환자분들은 그 시간과 고통의 정도에 비례해서 점차 예민해진다.

나는 진료실에서 환자들을 대하면서 스트레스가 닥칠 때 조절하는 법을 말씀드리고 치료도 하곤 한다. 강연을 할 때는 경혈도 알려드려서 몸 곳곳을 톡톡 두드리기만 해도 감정이 조절되는 포인트를 전해 드린다. 감정을 조절하는 음식과 약초를 먹기도 하고 차로 마시게 지도해 드리기도 한다. 스트레스로 내원하신 분들께 심리치료에서 쓰는 여러 기법을 동원하기도 하지만, 침으로 경락을 자극하는 치료를 병행하면 공황장애나 우울증 등과 여러 심신증까지 어느 정도 조절이 되는 편이다.

문제는 나 자신의 스트레스가 왔을 때다. 평소에는 어느 정도 스트레스 조절을 할 줄 아는 편이라 생각했다. 그런데 어느 날 심한 스트레스가 찾아왔다. 평소 조절하는 법도 알고 환자분들을 치료하는 좋은 방법도 있다. 문제는 정작 내가 그 스트레스에 빠져 있을 때 그런 방법을 내게 적용할 생각조차 들지 않고 귀찮아지기만 한다는 것이다. 말 그대로 스트레스에 집중하는 상황이다. 곁에서 누군가 도와주지 않는 이상 혼자서는 일정한 시간이 지나거나 특별한 계기가 있어야 스트레스 조절을 할 수 있다.

스트레스 조절 요법은 스트레스가 닥쳐온 당시에 치료하는 법은 아니다. 하지만 평소에 자율신경을 잘 조절해 놓으면 스트레스에 둔감해지거나 막아낼 수 있는 능력을 기를 수 있다. 그 조절 장치로 제시하는 것이 스트레스, 마음, 그리고 뇌 자체가 아니라 그에 간접적으로 영향을 주는 부분들이다. 바로 자율신경의 조절통로인 소화기, 각종 신경절, 림프선, 척수의 흐름, 좌우의 균형 등을 말한다.

여러 책에서 마음을 다스리는 법을 설명하고, 강연이나 미디어에서 스트레스 관리법을 말하고 있고, 진료실에서 스트레스를 받지 말라고 조언하지만, 사실 제3자의 입장이라 쉽게 이야기하는 것이다. 스트레스를 받는 당사자는 스스로 조절하기가 참 어렵다. 정말 고차원의 훈련이 된 수도승 외에는 아마 그런 말을 하는 사람들도 막상 스트레스를 받는 상황이 닥치면 조절이 쉽지 않을 것이다. 그 이유는 스트레스의 영향에서 벗어나는 것은 단순히 마음가짐을 고치는 것만으로는 어렵기 때문이다. 평소에 부수적인 자율신경 조절 장치를 조절해야 한다.

2장

자율신경을 위한 생활습관

1. 호흡만 잘해도 자율신경은 만사형통이다

호흡을 깊이 하면 마음이 차분해진다. 옛말에 참을 인(忍) 세 개면 살인을 면한다고 했고, 화가 날 일이 있을 때 3초만 쉬었다가 말을 하면 말이 곱게 나온다고도 했다. 잠시 쉬고서 마음을 가다듬으면 그만큼 기운이 안정된다. 그때 잠시 쉰다는 것은 호흡한다는 것이다. 큰 숨, 다시 말해서 한숨은 폐를 지나서 뱃속 깊숙이까지 들어가는 숨이다. 복식호흡 3초만으로도 나의 기운을 차분하게 만들어서 마음을 가라앉힐 수 있다. 그러면 이런 깊은 호흡을 더 긴 시간 지속한다면 점차 우리 몸의 온 기운이 균형을 맞추게 되고, 이어서 자율신경까지 안정될 수 있다.

단전호흡이라는 단어가 많이 알려졌는데, 복식호흡의 일종이라 생각하면 된다. 사람 몸에는 기운을 모으고 조절하는 기관들이 있는데 한의학과 같은 동아시아의 의학에서는 그 부분을 3부분으로 나누어서 몸 앞에 있는 3단전이라 불렀다. 미간 사이의 상단전, 가슴 부위의 중단전, 배꼽 아래에 하단전.

복식호흡

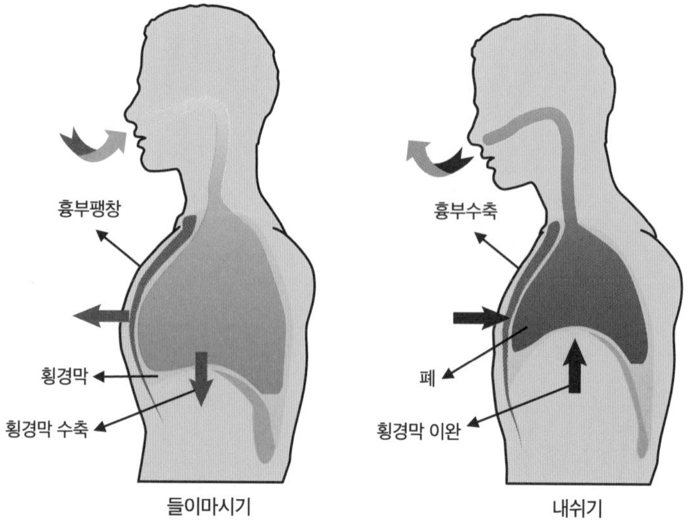

인도 일대의 요가로 대표되는 곳에서의 아유르베다식 분류에서는 7가지로 세분화하여 차크라로 정리했다. 차크라는 마치 톱니바퀴가 돌아가듯 기운이 빙글빙글 돌면서 순환되는 모습을 정리한 것이다. 아래쪽부터 머리 꼭대기까지 기운이 모이고 흩어지는 7군데 중요한 부분이 차크라다. 영성과 관련한 대단히 깊은 영역이지만, 여기서는 몸을 유기적으로 연결하는 개념으로서 한의학에서 말하는 단전과 비슷하게 생각해보자.

횡격막은 몸통을 가로질러서 윗부분과 아랫부분으로 나누며 호흡이 이루어지게 하는 핵심기관이다. 숨은 횡격막이 아래로 내려가면 들어오게 되고 올라가면 나가게 된다. 이것은 물리학적으로 실험해보면 간단하게 관찰할 수 있다. 병 안에 고무막을 설치하고 위에 빨대 같은 튜브를 달아 놓는다. 고무막을 아래로 잡아당기면 상대적으로 병 안쪽에 공기가 바깥쪽 공기보다 압력이 떨어지니까 바깥 공기가 안으로 빨려 들어온다. 숨을 들이쉬어서 횡격막이 내려간다고 생각이 들겠지만, 횡격막이 내려가니까 숨이 몸 안으로 들어올 수 있게 되는 것이다.

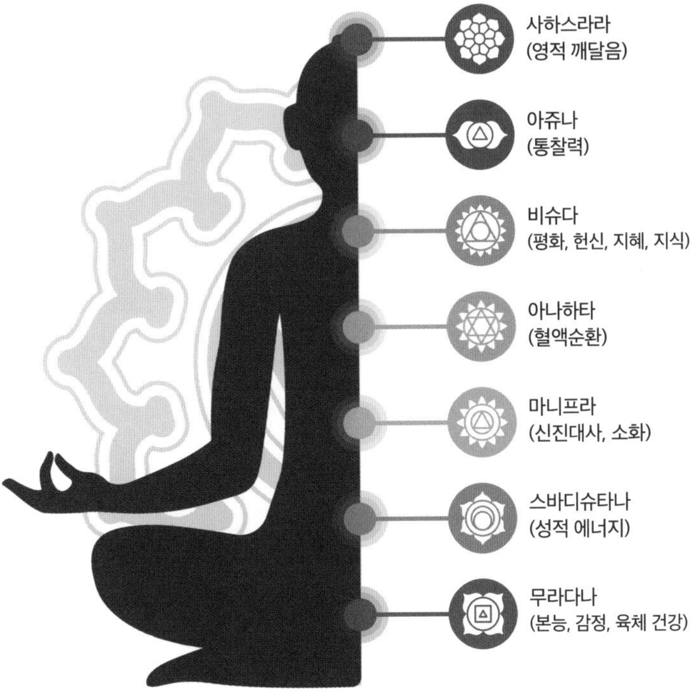

차크라는 마치 톱니바퀴가 돌아가듯 기운이 빙글빙글 돌면서 순환되는 모습을 정리한 것이다. 아래부터 머리꼭대기까지 기운이 모이고 흩어지는 7군데 중요한 부분이 차크라다.

우리의 감정이 격해지면 횡격막 주변에 적신호가 들어온다. 중단전의 기능이 활발해지고 기운이 뭉친다. 스트레스가 반복적으로 쌓이게 되면 보통 화병이라 부르는 상태가 된다. 그쯤 되면 중단전 주변으로 자잘한 알맹이같이 기운 덩어리들이 모이게 되고, 이 부분을 만지면 통증이 생긴다. 감정적 연결을 주관하는 차크라인 태양신경총이 부으면서 커진다. 차크라가 활성화되어 심장이 두근거리는 느낌이 이 부분까지 진행되면서 이 주변 전체가 두근두근 림프절이 활성화된다. 신경총 다발이 붓게 되니까 위장을 밀어내고 압박을 준다. 주변에 순환이 급격히 빨라지니 마치 염증처럼 소화기 내벽이 붓는다.

스트레스를 받으면 위의 일련의 과정이 순간적으로 동시다발적으로 일어난다. 우리가 결과적으로 느끼는 것은 위가 부은 것 같고 소화가 안 되면서 답답하게 여긴다. 횡격막 주변이 굳으니까 횡격막의 움직임도 둔하게 되고 당연히 호흡이 제대로 이루어지지 않는다. 스트레스 상태에서 식사라도 할라치면 위가 부어서 마치 급성위염인 양 체기를 느낀다. 한 번 이렇게 딱 맞아떨어지면 1주일이 지나도 체기가 안 내려가게 된다.

단전호흡, 요가의 호흡, 다시 말해서 복식호흡은 이런 해부학적인 구조를 이해하면 어떻게 할지 가늠이 된다. 횡격막을 움직여서 아래위로 천천히 움직이게 한다. 충분히 공간을 확보해서 횡격막 전체가 넓은 공간을 차지하면 호흡도 굉장히 깊어지게 된다. 공간을 깊이 확보하다 보면 당연히 배가 볼록 튀어나올 수밖에 없다. 그것이 마치 배로 호흡하는 듯하니 복식호흡이라 부르는 것이다. 그리고 이 훈련을 깊이 있게 하다 보면 숨길이 배를 지나서 마치 발뒤꿈치까지 다다르는 듯 느껴진다. 옛 선인들이 "발뒤꿈치까지 호흡이 내려가도록"이라는 말을 적은 것은 그런 이유다.

복식호흡을 해서 횡격막의 움직임을 인위적으로 조절할 수 있으면 자율신경계를 조절할 힘이 생긴다. 위에서 쭉 언급한 중단전, 차크라, 태양신경총 등이 바로 자율신경계를 조절할 수 있는 핵심기관이기 때문이다. 자율신경계라는 것은 내 마음대로 조절을 못 하고 말 그대로 자율적으로 조절되는 곳이라는 뜻이다. 팔을 들기로 마음먹으면 뇌가 명령을 내려 팔을 들 수 있다. 이것이 내 의지로 조절되는 신경이다. 그런데 심장 박동을 늘리거나 소화기를 움직이거나 땀이 나게 하는 등은 내 의지로 조절하는 것이 아니라 몸이 스스로 조절하는 것이다.

그런데 복식호흡을 훈련하다 보면 위의 기관들을 조절할 수 있는 능력이 생기고 자율신경으로 제어되는 부분들도 어느 정도 조절할 수 있게 된다. 자율신경을 조절할 수 있으면 자연스럽게 감정의 일부분도 조절이 가능해진다. 복식호흡을 하면 자율신경 조절 장치를 제어할 수 있게 되어 감정의 변화까지도 어느 정도 스스로 움직일 수 있게 된다는 뜻이다. 그래서 자율신경 조절에서 호흡은 아주 큰 의미를 가진다.

2. 꼭 알아야 할 자율신경을 위한 호흡방법

복식호흡을 시켜보면 어떻게 하는지 모르는 분들이 많다. 많은 분이 가슴까지만 호흡하고 배 쪽으로 깊이 숨을 쉬지 않는다. 게다가 숨을 들이쉴 때 배가 앞으로 나와야 하는데 거꾸로 뒤로 들어가는 경우도 있다.

아기들이 누워 자고 있을 때를 가만히 보면 배가 아래위로 숨과 함께 오르락내리락하면서 움직이는 것을 볼 수 있다. 어린이들도 숨 쉴 때 배가 움직이는 것을 보인다. 그런데 어느 순간부터 배는 움직이지 않고 가슴 흉곽 부위만 들썩들썩 움직이며 숨을 쉬곤 한다. 운동 후에 숨이 차면 가쁘게 몰아쉬면서 헐떡이며 목구멍에서만 숨이 왔다 갔다 한다. 에너지가 모자라 산소교환이 폐에서 가쁘게 일어나야 해서 속도가 빨라지게 된다. 반대로 멍하게 있거나 무언가에 집중하고 있는 경우에는 호흡이 천천히 이루어진다. 몸과 마음이 이완되면 될수록 숨의 깊이가 깊어지고 길이가 길어진다.

복식호흡은 마치 어린아이의 숨처럼 배 깊숙이까지 이루어지며 명상 상태처럼 편안한 이완상태에서 할 수가 있다. 바쁘게 사는 현대인들은 스트레스가 많고 운동이 부족해서 평소에 숨을 위쪽으로만 쉬는 경우가 많다. 그래서 복식호흡을 막상 시켜보면 굉장히 불편함을 느낀다. 숨을 쉬는 것도 배워야 한다. 간혹 복식호흡을 알려주는 곳에서 단전호흡이라는 이름을 붙이면서 종교적인 색채를 풍긴다든지, 호흡을 하면 마치 도사처럼 기이한 능력을 갖게 된다는 등의 환상을 주곤 한다. 호흡을 해서 내 몸이 건강해지면 집중이 잘 되고 몸과 마음의 효율이 좋아지니까 하는 것이지 초능력자가 되는 것은 아니다. 책에서 일관되게 말하는 것처럼 혈액순환이 좋아지고, 장 상태가 나아지며, 체온이 올라가고, 자율신경이 안정되는 것으로도 신경 쓰지 않았을 때의 몸과 마음보다는 훨씬 컨디션이 좋아질 것이다. 그런 의미에서 가볍게 배우고 조금씩 꾸준히 해나가면 좋겠다.

복식호흡이 익숙하지 않은 초보인 분은 먼저 누워서 하기를 권한다. 누워서 하면 복부근육이 이완되어 편안해지고 횡격막도 쉽게 움직일 수 있다. 앉아서 하는 것보다 훨씬 편하게 아랫배까지 깊숙한 호흡을 할 수 있다.

단점이 있다면 누워서 깊은 호흡을 하다 보면 졸음이 와서 자칫 잠을 잘 수 있다는 점인데, 불면증이 있다면 오히려 도움이 되겠다. 자율신경을 조절하면 잠을 푹 자는 데 도움이 된다.

복식호흡 초보자라면

- 먼저 편안한 곳을 찾아 긴장을 풀고 눕는다.
- 머리끝부터 발끝까지 마음속으로 한 번 쳐다본다. 이것만으로도 긴장이 더 풀린다.
- 배꼽 아래에서 가장 높은 부분에 손을 가져다 댄다. 양 손바닥을 가만히 펼쳐 포개서 얹기만 하면 된다.
- 이제 손바닥 부분에 의식을 집중한다. 이제 호흡을 할 때는 이 손바닥까지 간다고 생각을 한다.
- 먼저 후~ 하고 가볍게 숨을 내쉰다. 배가 살짝 꺼지는 것을 느낀다.
- 천천히 숨을 들이쉬면서 숨이 가슴을 지나 배로 들어가는 것을 느껴본다. 가슴이 불룩하게 올라오거나 흉곽(갈비뼈 전체)이 들려져서 어깨가 들썩이지 않도록 주의한다.
- 아랫배까지 내려간다는 생각이 들면 아마 점차 아랫배가 볼록 나오게 될 것이다.

- 호흡은 천천히 하는데 처음에는 하나, 둘, 셋…… 숫자를 세면서 3초 정도 내쉬고 들이쉬면 쉽게 할 수 있다.
- 내쉬면서 반대로 아랫배에서 시작해서 가슴을 지나서 코끝으로 나가는 숨을 관찰한다.

처음 할 때는 아랫배로 내려간다는 것이 무엇인지 잘 모를 수도 있지만, 매일 하다 보면 어느 순간, "배가 볼록 나오면서 아랫배까지 숨이 내려가는 게 이런 거구나" 하는 느낌이 온다.

전체적으로 눈을 살짝 감으면 더 편하게 할 수 있다. 눈을 뜨고 있으면 긴장이 잘 안 풀리고 집중에 방해가 되기도 한다.

복식호흡 중급자 이상이라면

- 이제 손을 떼고서도 아랫배 부위에 의식을 집중할 수 있다.
- 시간을 최소 6초 이상으로 늘려준다.
- 호흡은 가늘고 천천히 할 수 있도록 한다.
- 누워서도 하고, 의자나 가부좌 등으로 앉아서도 할 수 있다.
- 상급자라고 생각하는 분들은 어디서든 할 수 있다. 이를 행, 주, 좌, 와, 즉 걷든 서든 앉든 눕든 모든 자세에서 복식호흡을 할 수 있다고 한다.
- 호흡이 가는 길 전체를 느끼면서 각 부분을 모두 인식하도록 한다.
- 아랫배 부위가 따뜻하거나 순환이 되거나 하는 느낌을 가진다.
- 호흡이 아랫배뿐만 아니라 척수의 흐름과 연결이 되며 뇌까지 채워지는 것을 느낀다.
- 온몸에서 호흡이 돌아다니고 조절할 수 있다.

3. 삼관은 몸 뒤에서 기운을 조절한다

몸 앞에서 기운을 조절하는 통로가 단전(차크라, 신경절)이라면 몸 뒤에는 무엇이 있을까?

한의학에서는 몸 뒤를 지탱하는 척수 쪽에 마찬가지로 세 부분으로 나누어서 관이 있다고 한다. 아래쪽 하단전 뒤 꼬리뼈 주변으로 미려관, 중단전 뒤 등뼈 주변으로 녹로관, 위쪽 상단전 뒤 뒤통수 쪽으로 옥침관이 그것이다. 어려운 이름들을 다 외울 필요는 없지만, 이 통로들이 하는 역할에 대해서는 이해를 하는 것이 좋겠다.

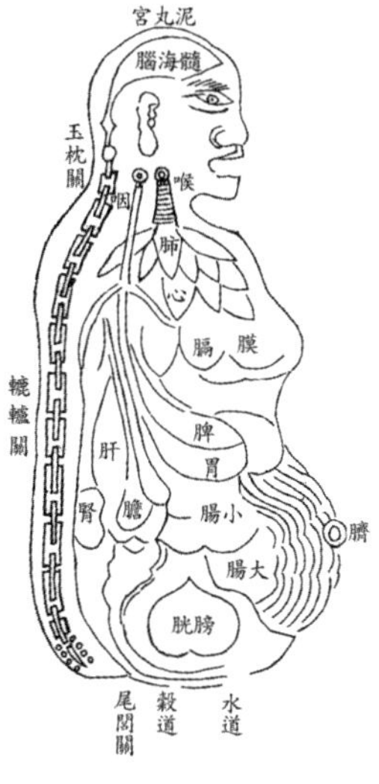

《동의보감》 신형장부도

호흡이 점차 깊어지면 하단전을 채우는 기운이 꽉 느껴진다. 그 이후에는 호흡으로 모인 기운이 척추를 따라서 오르락내리락하는 것도 역시 느끼게 된다. 물론 누구나 온몸에 기운이 퍼지고 호흡 길이 열려 있다. 하지만 이 정도까지 되어야 비로소 등 뒤에 기운이 흐르는 것을 느끼게 된다.

기운 자체를 느끼지는 못하더라도 척추를 따라 기운이 흘러다닌다는 사실만이라도 꼭 기억하자. 몸의 앞뒤, 좌우, 상하 및 모든 기운의 통로를 숨이 채운다. 그리고 척추를 따라 올라간 기운은 뇌까지 연결된다. 우리가 하는 호흡이 폐에서만 가스교환을 하는 것뿐만 아니라 온몸의 숨길을 따라서 아랫배를 지나 척수를 타고 올라와 뇌까지 도달하는 것이다. 이렇게 호흡은 아랫배에 있는 하단전, 차크라, 혹은 여러 신경절을 편안하게 만들고 척수의 흐름을 원활하게 해준다. 이런 일련의 흐름은 자율신경계를 편안하게 하고 뇌파도 안정시켜 머리를 맑게 만드는 것은 물론이고, 마음의 안정까지 이룰 수 있다.

호흡이 다니는 기는 눈으로 볼 수 없고 느낌으로만 알 수 있다. 죽은 상태에서는 없어서 해부학에서는 다룰 수 없고, 살아 있는 생명체에서 다스릴 수 있다. 호흡의 기운이 다니는 길이 경락이고, 이를 활용하여 치료하는 것이 침이다.

하지만 뒷길인 삼관이 다니는 길은 해부학적으로도 찾을 수 있는데, 바로 앞에서 언급한 뇌척수액이다. 뇌는 뇌척수액이라는 액체 위에 둥둥 떠 있는 기관이라고 할 수 있다. 뇌척수액은 뇌의 사이사이에 돌아다니면서 정보를 전달하고 에너지를 교환하고 이어 척수를 타고 가 꼬리뼈까지 내려간다. 마치 물길이나 파도의 파동처럼 아래위로 오르내리는 유유한 흐름이다. 몸의 앞쪽에서 호흡의 기운이 코에서부터 아래로 내려가 아랫배에서 가득 차게 되면 이 힘이 뒤의 꼬리뼈로 이어져 뇌척수액의 파동을 일으킨다. 이 흐름이 자연스러우면 자율신경계가 안정된다. 척수가 흐르는 길이 삐뚤빼뚤하거나 호흡이 지나는 통로가 막혀 있으면 자율신경 역시 불안정해진다. 불안정은 균형을 무너뜨리고 한쪽으로 치우치게 된다. 교감신경이 지나쳐서 흥분상태에 있게 되기도 하고 부교감신경이 지나쳐서 축 처져 있기도 한다.

깊은 호흡을 한다는 것은 그런 의미이다. 온몸의 기운을 바로 잡고 흐름을 원활하게 해서 자율신경을 안정시키는 힘이 바로 호흡에 있다. 이제 천천히 그리고 깊게 호흡을 해보자.

4. 호흡과 명상을 하면 마음이 치료된다

명상이라 하면 참 익숙한 단어이지만, 막상 하려고 하면 막막하기도 하다. 가만히 폼 잡고 눈 감고서 멍 때리고 앉아 있는 것으로 생각되기도 한다. 가깝지만 먼 듯 느껴지는 명상. 명상에 이르는 방법은 지도하는 사람에 따라서 제각각 달라서 수많은 갈래가 있다. 그중 호흡을 통해서 명상하는 방법 하나를 살펴보자. 내 안의 스트레스를 줄여주고 머리와 몸을 맑게 하며 자율신경을 안정시키는 훌륭한 방법이다.

명상의 핵심을 하나 꼽아보라고 하면 집중이다. 명상의 끝은 무심이다. 아무것에도 빠지지 않는 것이다. 그 텅 빈 상태에 가기 위한 방법이 집중이다. 한 가지에 집중하는 것. 그 이후에 그 한 가지마저 내 마음에서 없애는 것.

그러면 무엇에 집중할까? 어떤 지도자는 질문을 끊임없이 하게 한다. 한 가지 질문만 계속 생각하다 보면 스스로 명상에 들어간다는 것이다. 어떤 방법은 객관적으로 스스로를 바라보게 한다. 계속 관찰하다 보면 어느새 다른 부분들을 잊게 된다. 호흡을 통한 명상으로 제시하는 방법은, 호흡을 바라보는 것이다. 매 순간 매 순간, 호흡의 길을 바라보면서 처음부터 끝까지 드나드는 것을 관찰한다.

호흡하면 가장 먼저 생각나는 곳이 코다. 그래서 코끝을 (마음으로) 바라본다. 눈을 지그시 감는 것은 이 때문이다. 완전히 감으면 졸게 되고 뜨고 있으면 주변 상황에 정신이 뺏긴다. 지그시 감고서 코끝을 바라보면 내가 집중해야 할 대상을 놓치지 않는다. 코끝에 숨이 하나 놓여 있다 생각한다. 이제 이 숨 덩어리 하나가 천천히 안쪽으로 들어간다. 기도를 지나서 속을 지나서 아랫배까지 내려간다. 가만히 숨길이 열리는 것을 관찰하고 있으면 몸속에서 뭔가가 뻥 뚫리는 느낌이 든다. 아랫배의 기운이 꽉 차는 것을 가만히 바라본다. 그리고 다시 천천히 올라오는 숨을 관찰한다. 아랫배에서 윗배로 흉곽을 지나 다시 코끝으로 나가는 것을 지켜본다. 순간순간을 놓치지 않고 이렇게 연습해 본다.

가만히 앉아서도 서서도 일하는 중간에 쉬면서도 할 수 있다. 이 호흡명상은 언제고 어느 때고 실천할 수 있다.

명상을 하면 몸이 회복되는 속도가 상당히 빨라진다. 피로가 쌓여도 금방 회복이 된다. 뇌가 맑아지는 것을 느낀다. 명상하는 동안 마치 컴퓨터의 폴더 정리를 하듯, 어지러운 방안이나 서랍장 정리를 하듯 뇌가 정리되고, 청소된다. 마음이 안정되고 나를 객관적으로 바라볼 힘이 생긴다. 스트레스가 있어도 그것이 주관적으로 나를 괴롭히지 않고, 객관적인 제3자의 입장에서 바라

보면 생각보다 빨리 스트레스로부터 벗어날 수 있다.

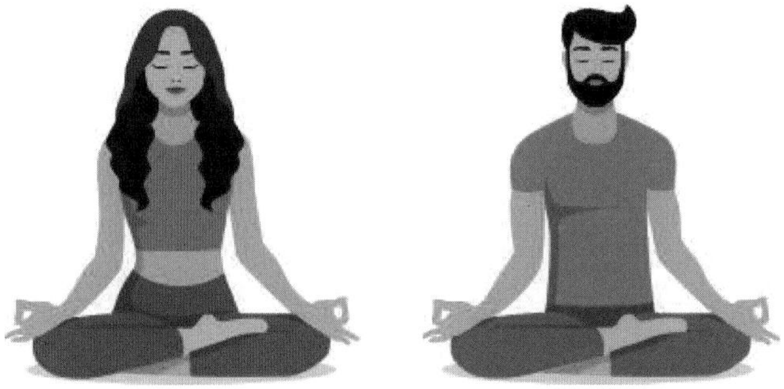

명상하게 되면 몸이 회복되는 속도가 굉장히 빨라진다. 피로가 쌓여도 금방 회복이 된다. 뇌가 맑아지는 것을 느낀다. 마음이 안정되고 나를 객관적으로 바라볼 힘이 생긴다.

명상을 한다고 해서 초능력을 발휘하거나 아주 지고지순한 사람이 되는 것은 아니다. 그런 경지가 있을지라도 이 책에서는 의학적인 면에서 다룰 수 있는 만큼만 다루고자 한다. 명상은 분명 내가 스스로 내 몸을 다스릴 수 있는 마음의 힘을 가져다준다. 그것만으로도 명상은 해야 할 충분한 가치가 있다.

5. 양쪽으로 꼭꼭 씹어 먹자

씹는다는 행위는 건강에서 어느 정도로 중요할까?

"씹는 게 뭐 별거 있을까? 기껏 해봐야 꼭꼭 씹으면 소화가 좀 편해지겠지."

이 정도로 생각하는 분들은 이제부터 생각에 전환이 있기를 바란다. 이 단순한 행위가 우리 몸 전체에 얼마나 큰 영향을 차지하는지, 특히 척추와 자율신경에 대한 영향이 얼마나 큰지 알아보자.

현대인의 식습관 때문에 소화에 어려움을 겪는 사례가 많은 것은 사실이다. 소화 효소는 몸 안에서 분비가 되는데, 분비되는 것보다 음식이 많이 들어오거나 소화 효소 분비량이 모자라면 문제가 생긴다.

침이나 여러 소화 효소로 분해할 수 있는 양보다 더 많이 먹으면 소화력이 떨어진다. 육식을 많이 먹는 것도 원인이다. 요즘은 단백질과 지방을 분해하는 효소인 프로테아제와 리파아제 등이 지나치게 일을 많이 하는 식단이 많다. 아주 오랜 기간 동안 인간은 육식을 그다지 많이 하지 못하고 지냈다. 지금처럼 풍부한 육식을 할 수 있는 시기는 1950년대 이후, 즉 100년도 안 된 기간이다. 인류 만년의 역사 동안 쌓아온 DNA가 0.01퍼센트의 기간 동안 바뀔 리 만무하다. 현대인의 몸은 단백질과 지방분해를 하기 위해 허덕이고 있다. 그러다 보니 내장지방이 쌓이고, 지방간이 생기며, 담석도 자꾸 생기고, 몸을 보호하기 위해 콜레스테롤도 증가한다.

소화 효소의 가장 핵심적인 성분은 침에서 나온다. 침의 아밀라아제 성분은 웬만한 음식을 분해하고, 독소를 없애고, 영양 흡수가 잘되도록 만든다. 몸 안으로 들어오는 가장 첫 번째 통로인 입과 코는 해로운 물질을 방어하는 특별한 역할을 하도록 만들어졌다. 입에서 나오는 침이 정말 큰 역할을 하는데, 침은 잘 씹어야 많이 나온다. 그런데 제대로 씹지 않고 삼키면 침 분비가 적어서 음식이 덜 분해된 상태에서 위장으로 내려간다. 또 효소 분해를 통해 독소가 없어져야 하는데, 그것도 못 한다. 그러니 소화 흡수가 제대로 안 된다. 안 씹어서 소화가 불편한 사람은 그래서 아밀라아제가 들어 있는 효소 제품을 먹곤 한다.

씹는다는 행위는 일단 치아에 영향을 미친다. 꼭꼭 씹으면 침샘 자극이 이루어진다. 그래서 소화효소가 많이 분비된다. 당연히 잘게 부수어지고 침에 의해서 적당히 1차 소화가 이루어진 음식물이 위장으로 내려가야 그다음 단계의 소화가 원활하게 이루어진다. 그리고 턱관절이 아래위로 이루어져 있으며 이는 다시 양쪽에서 마치 경첩처럼 균형을 이루며 작용을 한다. 따라서 턱관절의 균형에 영향을 미친다. 이 턱관절은 다시 뒤에 있는 목뼈에 영향을 미친다. 목뼈 중에서도 특히 위에서 첫 번째와 두 번째 목뼈에 직접적이다. 두 번째 목뼈는 다른 척추뼈들과 다르게 돌기가 위로 비쭉 튀어 올라 있다. 이 튀어 올라온 부분 바로 위에 두개골이 얹힌다.

척추는 기능적으로 서로 연결이 되어있다. 그중에 가장 위에 놓인 경추(목뼈) 1번이 가장 아래에 놓친 요추 5번에, 그 아래에 놓인 경추 2번이 요추 4번과 이런 식으로 영향을 미치게 되는데 이를 로벳반응계라 부른다. 그렇다면 목뼈는 다시 꼬리뼈와도 연관된다. 앞서 말한 턱관절의 균형은 몸 전체의 균형을 잡는 요소들과 연관이 된다. 좌우균형을 잡는 요소는 턱관절뿐만 아니라 골반, 골반에 이어진 고관절, 무릎뼈, 발목뼈 등이다.

자, 이제 씹는다는 것과 연관이 있을 법한 것들을 나열하면서 숫자까지 매겨 놓으니 씹는 행위가 굉장히 복잡하게 여러 곳에 영향을 미치는 듯한 느낌이 드는가? 많은 곳에 영향을 미치는 만큼이나 중요한 행위가 씹기다. 하나하나 구체적으로 살펴보자.

씹는 행위 자체가 치아에 대단히 큰 영향을 미친다

우리 몸의 뼈는 자극을 받아야 성장이 이루어진다. 무중력 상태의 우주인들은 지구로 복귀하면 한동안 걷기도 어렵다. 뼈에 자극이 없었기 때문에 골밀도가 현저히 줄어들어 있다. 성장하는 아이들에게 줄넘기나 점프 운동을 자꾸 하게 만드는 것도 중력 방향으로 뼈를 자극시키기 위해서다. 치아도 뼈의 일종이다. 아래위로 씹어서 치아를 자극하는 행위가 있어야 뼈가 튼튼해진다. 치아가 튼튼해지려면 치아도 운동해야 한다. 치아에서 가장 좋은 운동이 씹는 것이다. 먹을 것이 없으면 아무것도 없이 어금니만 자근자근 씹어도 된다. 침이 나오고 침을 씹는다는 느낌으로 해 보자.

침은 건강에 굉장히 중요한 부분이다. 운동선수 중에서 몸무게를 조절하기 위해서 침을 많이 뱉는 경우가 있는데, 면역력이 굉장히 약해져서 수명이 단축된다는 보고가 있다. 병원에 있으면 병의 말기에 접어든 환자들은 침 분비가 현저히 적다는 것을 임상에서 볼 수 있다. 암 치료를 위해 방사선 치료 후에 침 분비가 안 되어 입이 마른다는 분들을 곧잘 본다. 반대로 건강한 사람들은 침 분비가 아주 원활하다. 침 분비가 원활하려면 침샘 자극이 이루어져야 한다. 침샘을 아주 쉽고 간편하게 자극하는 방법이 바로 씹기다.

한의학에서 침은 진액 중에서 가장 중요한 요소로 여긴다. 《동의보감》에는 건강을 지키기 위한 생활습관으로 침 삼키기 조항이 따로 있을 정도다. 침이 풍부한 사람은 몸에 진액도 풍부하다고 본다. 침은 천연소독제다. 입은 외부의 음식물이 들어오는 곳이고 입을 벌려 말을 하면서 수많은 오염물에 노출된 곳이다. 그래서 소독개념이 굉장히 중요한데 침이 훌륭하게 역할을 소화해내고 있다. 사람의 침 자체가 훌륭한 소화제이자 소독제니, 외부의 음식물을 안전하게 몸속으로 내려보내기 위한 1차 관문인 셈이다.

양쪽으로 씹어야 턱관절의 균형이 이루어진다

턱관절에 문제가 생기면 1차적으로는 턱 자체가 아프게 된다. 그리고 이어서 목뼈, 두개골, 척추뼈, 몸 전체의 균형에까지 영향을 미치게 되니 단순히 턱 자체의 문제만은 아니게 된다.

턱은 우리 몸에서 공중에 떠 있는 대표적인 뼈다. 아래턱은 어느 뼈에도 의지하지 않고 공중에 떠서 근육의 힘만으로 움직인다. 아래턱과 위턱 사이에는 척추에서처럼 디스크 원판이 있는데, 이 부분이 닳게 되면 턱관절에 통증이 발생한다. 딱딱 소리가 나며, 입을 벌릴 때 혹은 다물 때 아프다. 한쪽으로만 씹게 되면 이 디스크를 훨씬 빨리 닳게 한다. 턱관절의 좌우대칭이 무너지면 얼굴의 형상도 비대칭이 심하게 된다. 한쪽 얼굴이 찌그러지게 된다. 웃을 때 입 모양이 치우치고 한쪽 턱이 유난히 사각턱이 발달한다.

턱관절의 움직임은 목뼈와 연관이 있다

경추 디스크가 있거나 일자목이거나 거북목 혹은 두통, 어깨 통증 등과 직접적인 연관이 있다. 몸에서 피로가 쌓이는 가장 큰 근육을 세 군데 찾자면 종아리, 어깨, 그리고 턱 주변 근육이다. 턱 주변의 근육과 어깨 근육이 피로가 쌓이면 목 전체에 피로가 가중된다. 그러면 목의 근육과 인대가 제 역할을 못하게 되고 이어서 디스크도 불편해진다. 주변 근육은 단축되고 지탱하지 못한 목뼈는 뒤로 이동한다. 이것이 일자목이고 더 심해져서 구부정해지면 툭 튀어나와서 거북목이 된다.

목뼈에서 첫 번째와 두 번째 뼈는 굉장히 중요한 역할을 하는데 그중에서도 특히 머리뼈와의 연관성 때문에 그렇게 여긴다. 두 번째 목뼈의 돌기가 위로 툭 튀어나와 마치 이 돌기 위에 두개골이 얹혀 있는 형상을 하고 있다. 그래서 목뼈의 건강이 두뇌의 건강과 직결된다. 옛날 선인들이 머리를 맑게 하려고 아침에 일어나면 꼭 치아를 딱딱 부딪쳤는데 이런 사실을 알고 있어서였을까? 치아를 부딪치는 행위를 고치법이라 불렀다. 어금니를 딱딱 부딪치면 머릿속에서 뇌명이 일어나고 그 소리가 뇌 속에 있는 신을 일깨운다고 가르쳤다.

척추뼈는 기능적으로 특이한 연결이 있다

바로 맨 위와 맨 아래 그리고 순서대로 두 번째와 맨 아래에서 두 번째 이런 식으로 연결된다는 것이다. 경추 1번이 틀어져 있으면 요추 5번도 틀어지게 된다. 많은 목 디스크 환자가 허리 디스크도 겸하고 있는 것을 보면 이 법칙이 참 강력하게 작용하고 있다는 생각이 든다. 그래서 척추 전체의 건강에 목뼈가 가장 큰 역할을 한다. 물론 꼬리뼈의 영향이 목뼈에도 영향을 미치지만, 의학적으로 목뼈의 영향을 조금 더 우선으로 친다.

좌우 균형의 문제에서 몸의 어느 한 부분이 한쪽으로 틀어지면 각 부분이 그것을 보완하기 위해서 틀어지게 된다. 턱관절이 균형을 잃으면 연쇄적으로 척추뼈의 기능도 부실해져 척추가 휘게 되며 골반과 고관절, 무릎과 발목 등 좌우 균형을 위한 각 부분의 균형이 깨진다. 그러면 어깨의 높낮이가 달라지고 다리 길이가 차이 나게 된다.

이 균형이 깨지면 겉으로 보이는 문제만 일어나는 것이 아니다. 척추에서 나오는 자율신경의 역할이 균형의 문제와 연관되어서 깨지게 되면, 우리 몸 전체 건강에 영향을 미친다. 자율신경계가 조절이 안 되어 나타나는 질병은 무수히 많다. 땀 조절, 심장박동, 소화기관, 흥분상태 조절, 컨디션 등이 모두 자율신경계에서 조절하는 역할이다. 그리고 이 책에서 강조하는 면역의 문제와도 연결된다. 자율신경의 역할이 균형을 이루어야 면역이 좋아진다.

밥을 먹을 때 씹는 역할이 이만큼 중요하다. 꼭꼭 씹어 먹지 않고 좌우로 골고루 씹지 않으면 위와 같은 증상들이 모두 생기게 된다. 밥이 아니면 껌을 그것도 아니면 침이라도 씹으면서 위의 이론대로 해도 좋다. 턱관절만 건강해도 엄청나게 건강관리를 할 수 있다는 사실을 이해했으면 이제 식사할 때 한 번에 30회 이상씩 씹자. 그리고 한쪽으로만 씹지 말고 양쪽 골고루 균형

있게 씹자. 한쪽만으로 씹으면 그쪽 턱만 사각이 된다.

6. 허리를 편하게 하는 쪼그려 앉기

예진 사람들과 요즘 사람들의 생활 모습에는 어러 가지 차이가 있다. 생활하는 자세 중에서 가장 큰 변화는 앉는 자세다. 서 있거나 누워서 생활하는 것은 별 차이가 없지만, 앉아 있는 자세는 큰 변화가 있다. 실외에서는 의자가 없을 때 쪼그려 앉는 자세로 앉기도 하는데, 재미있는 건 이 쪼그려 앉는 자세가 허리와 고관절 그리고 골반 전체에 상당히 도움이 되는 자세라는 사실이다.

쪼그려 앉는 자세가 익숙지 않은 사람은 양쪽 발바닥을 땅에 대고 앉지 못해 뒤로 넘어가거나 균형을 제대로 못 잡기 일쑤다. 양쪽 발바닥을 땅에 붙이고 편안하게 쪼그려 앉으려면 연습을 좀 해야 한다. 예전 사람들은 쪼그려 앉는 자세를 할 때가 참 많았다. 밭일 대부분을 쪼그려 앉아서 일했기 때문이다. 아궁이 불을 지피든 방바닥을 쓸든 대부분 바닥 생활을 할 때 쪼그려 앉았다.

이 쪼그려 앉는 자세는 골반과 고관절에 아주 좋다. 이 부분은 건강에 굉장히 중요한 부분인데도 여러 자세에서 평소에 잘 쓰지 않게 되는 근육과 관절이다. 걷기나 뛰는 운동만으로는 고관절과 골반에 압력이 크게 가해지지 않아서 영향을 미칠 정도의 운동이 못 된다. 또 평소에 의자에 앉아서 일하는 시간이 엄청나게 많은데, 이때는 골반과 고관절 부위에만 압박이 가해져서 오히려 순환을 방해한다. 똑바로 서 있는 것은 척추 전체의 무게가 골반 및 고관절에 부담되어 힘들다. 누워 있으면 긴장이 완화되지만 역시 순환에는 도움이 안 된다. 단순히 쪼그려 앉아서 조금씩 움직여주는 동작만으로 골반과 고관절에 적당한 긴장을 주고 운동을 시켜주며 강화하게 해서 순환되게끔 할 수 있다. 물론 시간과 여건이 허락한다면 골반과 고관절 부분을 따로 운동을 시켜주면 더 좋다.

쪼그려 앉는 자세를 취하는 것만으로도 허리가 상당히 편안해진다. 직립보행을 하면서 허리에 척추 무게가 전부 실리게 되어 허리는 항상 압박 때문에 부자연스럽다. 서 있는 자세는 척추의 허리 부분이 앞으로 밀리기 쉽고 주변 근육은 긴장이 생겨 굳게 된다. 때로는 골반이 뒤로 빠져 전체적인 척추 부분 건강이 나빠진다. 앉아 있는 자세도 역시 척추의 무게가 허리에 쏠린다. 앉아 있는 자세가 안 좋은 사람들은 물론이거니와 똑바로 앉아 있어도 긴장과 압박도 있으면서 고정된 자세 때문에 불편하다.

쪼그려 앉는 자세를 취해보자. 쪼그려 앉아서 양쪽 발바닥을 땅에 딛는다. 꼬리뼈는 땅으로 그리고 척추 전체는 편하게 놓는다. 허리의 긴장을 풀고 편안한 정도로 심호흡하면서 "후~" 하고 내쉬는 숨에서 좀 더 이완시킨다. 양팔은 자연스럽게 떨어뜨리고 어깨에 힘을 뺀다. 고개는 살짝 숙여서 척추 전체가 쭉 당기는 느낌을 유지한다.

허리 디스크가 있거나 허리 통증이 심해서 오시는 분들에게 이 자세를 시키면 아주 편안함을 느낀다. 통증이 심하면 하루 중에도 수시로 이 동작으로 편안하게 쉬는 시간을 가지도록 한다. 허리 문제 때문에 힘이 빠지고 다리까지 저리거나 통증이 있는 분들에게도 아주 좋다. 자세 전체가 척추의 허리 부분이 평소에 압박되어 있던 긴장을 이완시킨다. 디스크 사이 공간이 넓어지면서 혈액순환이 되는 것까지 느낄 수 있다.

응용동작을 하나만 설명하자면, 이 상태에서 팔꿈치를 다리 안쪽에 걸치고 바깥쪽으로 살짝 벌려주는 스트레칭을 하면 골반 주변의 순환에 굉장히 도움이 되고 허리도 함께 편해진다.

동양인은 골반강이 서양인보다 좁은 편이다. 많은 동양권에서는 출산 후 40일 정도의 산후조리 기간을 가지는 데 비해 대부분의 서양권에서는 출산 후에 바로 샤워도 하고 오래 쉬지 않아도 다시 일상생활을 하는 데 무리를 느끼지 않는다. 이러한 차이를 골반강의 크기가 다르기 때문이라고 해석하는 학자도 있다. 동양인들은 골반강이 좁아서 아기가 빠져나올 때 몸에서 받는 충격이 그만큼 크다. 몸에 있는 무수한 인대 중에서도 가장 단단한 조직인 치골결합이 찢어질 만큼의 고통이 있어야 골반이 비로소 벌어지고 아기가 나올 공간이 확보된다. 무리한 다이어트로 인해 영양 불균형이 있다면 전체적인 체형도 작게 만들어 가뜩이나 작은 골반을 더 작게 만든다. 이 골반강을 벌어지게 하는 운동이 쪼그려 앉기다.

평소에 적당하게 쪼그려 앉는 시간을 가져보자. 그리고 골반 스트레칭을 겸해서 하자. 골반 주변 코어가 건강하고 순환이 잘 되면 자궁과 하복부도 좋아지면서 몸과 머리도 함께 맑아진다! 노화 방지 측면에서도 골반과 고관절은 굉장히 중요하다.

노인은 특히 골반 아랫부분, 정확히는 좌골 부분에 있는 피부가 검게 변한다. 몸의 각 부분에서 뼈가 강하게 맞닿는 부분들도 젊을 때는 정상 피부였다가 나이가 들면 조금씩 검게 변한다. 손가락 관절 부분도 팔꿈치도 맑은 피부였다가 노화될수록 검게 된다. 꼭 나이를 먹는 게 아니라도 혈액순환이 안 되고, 체온이 떨어져 기혈순환이 안 되면 피부 색깔에 검은 변화가 일어난다. 허리가 구부정한 자세로 오래 생활한 사람들은 척추 부분이 검게 변한다. 한의원에 척추치료를 받으러 온 사람들은 척추가 부분적으로 검게 변한다. 소화가 안 되는 사람들도 마찬가지인데, 소화가 안 되면 자동적으로 구부정하게 변하기 때문이다. 손을 심하게 많이 쓰는 권투선수, 공사장의 인부들을 보면 손가락 마디가 검게 변하게 된다.

자연스러운 노화의 변화 중에 피부가 주름진다든지 하는 것이 있다. 나이가 들수록 골반과 고관절에 순환이 잘 안 되는 것도 그중 하나다. 점차 엉덩이 살이 빠지고 이 부분의 혈액공급이 안 되고 순환이 방해를 받으면서 좌골 부분의 피부 색깔이 조금씩 검게 변하게 된다. 병환이 깊은 분들은 누워 있기만 하는데도 이 부분에 그런 변화가 생긴다. 이런 현상들을 거꾸로 생각하면 골반과 고관절 부분에 혈액순환을 좋게 해주는 생활습관을 가진다면 노화도 그만큼 늦출 수 있다는 뜻이기도 하다.

쪼그려 앉는 동작 하나만으로 여러 가지 이점이 생긴다. 여기다 살짝 골반 스트레칭을 해 주면 더 좋고, 오리걸음처럼 힘들게 하지는 않더라도 조금씩 움직여주면 더더욱 좋다.

다만 이 동작은 무릎에는 그다지 좋은 자세는 아니니 적당히 연습하도록 주의해야 한다. 무릎의 인대나 관절이 불편한 분들은 무리해서 할 필요가 없다. 쪼그려 앉기, 방바닥에 좌식으로 앉기, 무릎을 꿇고 앉기 등 전통적인 바닥생활 자세들이 대체로 무릎에 부담을 주게 된다. 노인분들 중 유독 무릎 통증을 호소하는 분들이 많은 이유일 것이다.

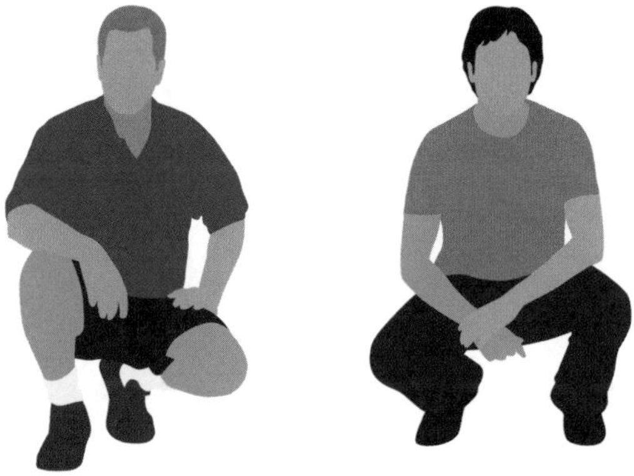

쪼그려 앉는 자세가 장을 좋게 하고 허리를 편안하게 하고 스트스를 풀어준다.

7. 평소의 자세가 중요하다

일상생활을 하면서 건강에 가장 큰 영향을 미치는 세 가지 물건을 고르라고 한다면 신발과 의자 그리고 베개를 꼽고 싶다. 하나는 서서 걸을 때 발에, 하나는 앉을 때 엉덩이에, 하나는 누울 때 머리에 사용하는 물건이다. 이 세 가지는 모두 자세에 지대한 영향을 미친다. 서서 걷고, 자리에 앉고, 눕는 이 동작들은 일상생활 동작의 기본 중 기본인데도 신경을 잘 안 쓰는 것 같다. 올바른 자세는 올바른 척추의 균형뿐만 아니라 온몸 근육의 배열에 영향을 미친다. 척추와 근육이 균형을 이루어야 몸의 혈액순환, 그에 따른 림프순환, 호르몬 순환 등이 자연스럽게 이루어진다. 장기의 에너지 역시 편안하게 흐르게 된다. 자율신경이 좋아지고 체온이 정상을 찾아가게 된다.

몸의 면역이 좋아지려면 자세가 좋아져서 생기는 일련의 과정들이 이렇게 자연스러우면 된다. 자세가 무너지면 균형도 무너지고 자주 하는 습관에 의해서 몸은 서서히 변해간다. 간혹 갑자기 찾아온 병이라고 생각하지만 다치거나 하지 않는 이상 갑작스러운 병이 아닐 가능성이 높다. 아마도 서서히 진행되는 것을 잘 인식하지 못해서 무심코 넘겼을 법하다.

보통 인체해부도를 보면 청년이 서 있는 모습이다. 다부진 어깨에 근육이 적당히 잡힌 사람의 그림을 보면 사실 이질적인 느낌을 받을 때가 있다. 거울을 보면 배가 적당히 나오고 살짝 구부정한 느낌이 있는 나의 모습이 더 익숙하기 때문이다. 사람마다 체형은 모두 다르다. 교과서 같은 책들에서 올바른 자세에 대해 다음과 같이 설명한다.

"바르게 서서 중심선을 긋고 코와 오목가슴을 지나 배꼽에서 쭉 아래로 그은 선이 양쪽 발의 사이까지 딱 떨어져야 합니다. 이제는 가로선을 그어봅니다. 양 귓불, 양쪽 어깨, 양쪽 골반선, 양쪽 무릎선을 그은 다음 이 선들이 수평을 유지해야 합니다. 옆에서 관찰해 보면 수직으로 그은 선이 귀과 어깨 솟아오른 곳, 골반의 중심을 지나 발 중앙에 떨어져야 합니다."

물론 이 설명이 틀린 것은 아니다. 아주 이상적인 자세다. 발레를 하거나 몸을 특수하게 움직여서 표현하거나 몸 상태를 만들려고 하는 사람들은 이런 자세를 기본으로 배우고 유지하려 한다. 그런데 이건 말 그대로 이상적인 자세다. 그러다 보니 마치 해부도에서 본 청년처럼 이질적인 느낌이 확 온다. 실제 사람들을 살펴보면 잘 찾기 어려운 특수한 몇 명을 제외하고는, 십중팔구가 아니라 구할 이상 자세가 비뚤어져 있다.

정보를 전달하는 기준이 이상적인 모습에 있다 보니 좋은 자세를 가지라고 말을 해주면 모두 어색한 모습으로 딱딱하게 서 있는 것을 보곤 한다. 마치 로봇같기도 하다. 척추가 틀어진 사람은 어깨선을 맞추려고 하면 골반 선이 비뚤어지고, 골반을 바로 잡으려고 하면 고개가 이상해지기도 한다. 이 자세의 맹점은 보기에는 좋을지 모르겠지만 실제로 하면 몸에 오히려 무리가 많다는 점이다.

이상적인 자세는 보통 군대의 차렷 자세를 떠올리겠지만, 하지만 사실 이 차렷 자세는 온몸에 엄청난 무리를 준다. 군대 시절 헌병을 지낸 사람에게 물어보면 부동자세를 유지하는 게 얼마나 엄청난 힘이 드는지, 그리고 그 자세가 얼마나 관절이나 근육에 피로를 유발하는지 말해줄 것이다.

서 있는 자세는 수시로 바꾸어 주어야 한다. 오히려 짝다리를 짚고 서라고 지도한다. 대신 한쪽으로만 하는 게 아니라 수시로 양쪽을 번갈아 해야 한다. 너무 자주 바꾸면 정신 사나울 수 있고 춤추듯 보이겠지만, 적당한 시간 간격을 두어서 한쪽이 피로해 질 때 바로 바꾸고 하면 그리 어색하지도 않다.

그리고 반드시 코어를 수축시켜야 한다. 코어는 복부를 지나 특히 하복부부터 골반의 바닥 부분을 집중해서 엉덩이를 감싸고 척추까지 이어지는 근육군을 통칭하는 말이다. 이 부분을 살짝 긴장시켜서 서 있어야 한다. 그러면 오래 서 있어도 불편하지 않다. 자연스럽게 하단전에 기운이 들어가 아랫배에 힘이 들어간다. 엉덩이 근육이 긴장되면서 조금 조여진다. 허리는 편하게 펴지는 것이 바로 서서 코어를 수축시키는 자세다. 반대 자세는 오리 궁둥이 자세다. 이러면 허리 척추도 힘들지만 온몸 근육 긴장이 풀려서 모든 순환이 망가진다. 하이힐을 신으면 이 자세가 된다.

허리는 자연스럽게 펴고 어깨도 살짝 펴주는 것이 좋다. 그리고 턱도 안쪽으로 살짝 당겨준다. 사람이 직립보행을 하면서 다른 동물의 신장에 대비해서 높은 곳을 바라볼 수 있고 가슴을 정면으로 활짝 내보일 수 있게 되었다. 사람은 가슴으로 자존심을 드러내기도 한다. 이 가슴이 안으로 모이면 역시 쉽게 구부정한 자세가 만들어진다.

턱을 살짝 안쪽으로 당겨주면 목이 자연스럽게 펴지면서 가슴을 펴고 허리도 바르게 만드는 신의 한 수가 된다. 자세가 안 좋은 사람들을 관찰해 보면 목이 앞으로 빠져서 턱이 삐죽 나와 있는 걸 본다. 특히나 요즘은 컴퓨터를 하고 고개를 숙여서 볼 것이 많아져서 이런 자세를 하는 사람이 더 많아졌다. 앉아 있는 자세도 마찬가지다. 턱만 살짝 뒤로 밀어서 안쪽으로 위치하면 편안하게 척추를 세울 수 있다.

목과 턱, 턱과 허리, 허리와 골반, 골반과 코어 근육, 코어 근육과 오장육부, 오장육부와 머리, 머리와 턱…… 인체 각 부분이 모두 연관되어 기능하고 있다는 사실은 알면 알수록 놀랍다. 이런 면에서 자세를 한 번 더 가다듬어보자.

정리하자면 올바르게 선 자세는 곧게 서 있는 것을 의미하지 않는다. 균형이 무너지지 않는 정도의 범위 안에서 자연스럽게 움직여주는 자세가 좋다. 코어 근육을 항상 신경 써서 긴장을 유지하되 나머지 근육은 편안하게 한다. 척추를 바로 세우고 가슴을 살짝 펴면서 턱을 안쪽으로 당겨준다.

선 자세뿐만 아니라 걷는 자세와 평소에 신는 신발도 우리 몸에 많은 영향을 미친다.

올바르게 걷는 법이 건강에 아주 지대한 영향을 미친다. 올바른 걷기를 유도하는 신발들이 나오곤 했지만, 신발에 의해서 의도적으로 걸음이 바뀌는 것보다는 스스로 걸음걸이를 바꾸는 것이 좋다. 곧게 뻗은 예쁜 다리도 있지만 O다리, ×다리 등 모든 사람의 체형이 다르니 걸음걸이 모양새는 제각각이다.

- 보폭을 일정하게 유지한다.
- 허리를 곧게 펴고 턱을 살짝 몸쪽으로 당긴다.
- 발뒤꿈치부터 땅에 딛고, 바깥 아치를 돌아서 엄지발가락으로 땅을 밀어서 전진한다.
- 보폭과 팔의 움직임은 최대한 자연스럽게 한다.

올바르게 걷는 자세는 이 원칙만 지키면 된다. 간단하다. 그런데 길에서 관찰하고 있으면 간단한 자세를 제대로 하는 사람이 드물다. 구부정한 것은 두말할 것도 없고 터벅터벅 걷거나 몸이 앞으로 기울여지거나 양쪽 골반 움직임이 다른 사람 등 다양하고 공원에서 걷기 운동을 하는 분 중에는 팔을 과도하게 앞뒤로 하면서 너무 성큼성큼 걷는 경우를 자주 본다. 파워 워킹이라는 것이 잘못 알려지면서 생긴 폐단이다. 걸음이 잘못되면 척추의 건강상태가 매우 나빠진다.

또한 평소에 신는 신발은 편안한 것이 최고다. 기능성 신발들을 수없이 경험해 봤지만, 아직 신발 때문에 몸이 바뀌는 경험을 해 본 적은 없는 듯하다. 요즘은 웬만한 기술력으로 어느 정도의 기능성은 커버가 되니, 신어서 불편한 것만 아니면 되겠다.

걷기의 효과

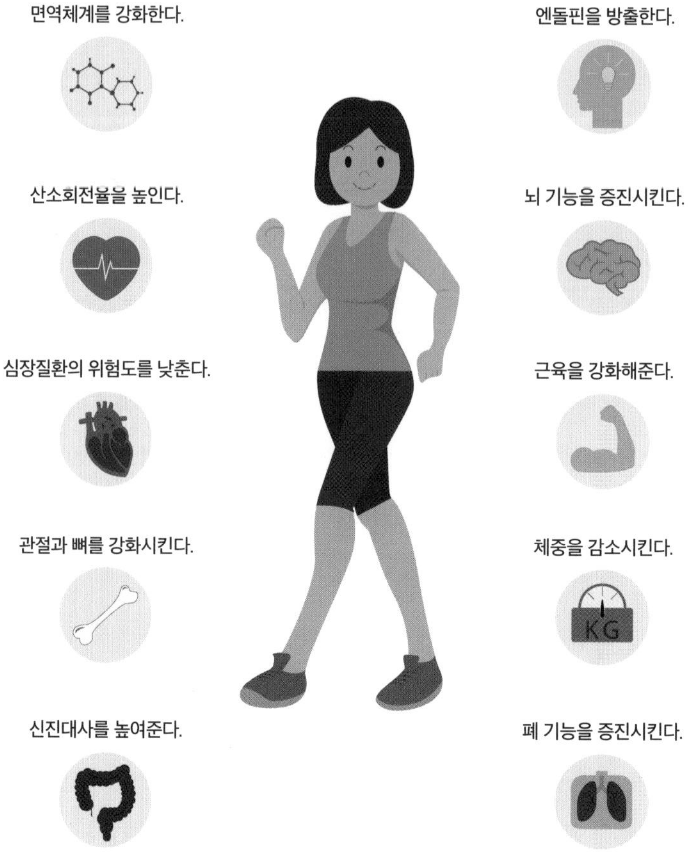
면역체계를 강화한다.
산소회전율을 높인다.
심장질환의 위험도를 낮춘다.
관절과 뼈를 강화시킨다.
신진대사를 높여준다.
엔돌핀을 방출한다.
뇌 기능을 증진시킨다.
근육을 강화해준다.
체중을 감소시킨다.
KG
폐 기능을 증진시킨다.

8. 엉덩이에 살이 빠졌는데 왜 허리가 아프지?

허리를 치료할 때 허리 근육 자체를 돌봐주는 것은 너무나 당연하다. 허리 주변의 근육으로는 척추기립근, 요방형근이 있고 그 외에 허리를 지지하는 늑근, 외복사근에 이어 광배근의 역할도 무시할 수 없다. 이렇게 직간접적으로 중요한 근육 중에서 허리 전체를 떠받쳐주는 아주 중요한 근육이 있다. 바로 둔근, 즉 엉덩이 근육이다.

사람이 직립보행을 해 두 발로 서는 순간부터 허리 통증은 필수적으로 예견된 일이었다. 살면서 한 번도 허리가 아프지 않은 사람은 정말로 재수가 좋은 것이다. 서 있는 자체만으로도 허리에 부담이 가기 때문이다. 어쨌든 두 발로 서면 체중이 분산되는 시스템은 네발 동물과는 완전히 다른 모습으로 이루어진다. 특히 상체의 무게까지 고스란히 하체에 전달되는데, 그 경계에 있는 것이 엉덩이 근육이다.

즉, 허리 이상의 무게를 엉덩이 근육이 떠받치고 있다고 생각해도 무방하다. 나이가 들어 엉덩이에 힘이 빠졌다면, 평소 운동을 게을리해 엉덩이 근육이 부실하다면, 큰 병을 앓고 난 후 이 부분이 유독 살이 빠져 버렸다면 모두 허리 통증을 가속하게 된다. 허리가 아파 내원한 환자를 보면 엉덩이 근육에 힘이 빠져 있거나 혹은 이 근육에 긴장이 심해 단단하게 굳어지는 경결까지 생긴 경우가 많다.

엉덩이 근육에 힘이 빠져 생기는 허리 통증을 정기가 부족해 생기는 허증이라고 한다. 한의학에서는 이를 신허요통, 즉 신장 기운이 허약해져 생기는 요통으로 분류한다. 한의학에서는 부신의 기능이 제대로 작용하지 못할 때 신장이 허하다는 뜻인 '신허'라고 부른다. 부신 기능이 떨어지면 온갖 만성피로와 면역저하 증상이 생긴다. 또 요추의 불균형을 동반해 자율신경실조 증상이 생겨 허리 통증이 나타난다. 이것도 신허요통이다.

허리에서 나오는 신경은 엉덩이를 지나 다리 쪽으로 내려간다. 신장 기운이 떨어지면 엉덩이 근육의 힘과 살이 빠진다. 엉덩이 근육을 탄력 있게 만들어 허리 주변의 근육도 강화하고, 부신 기능이나 자율신경을 좋게 만들면 좋다.

만성적인 허리 통증이나 은근하게 아픈 통증, 뻐근함이 지속되는 증상, 만성 디스크 질환 등은 모두 신허요통에 속한다. 이러한 신허요통은 신장의 기운을 보하는 혈자리에 약침을 상당량 주입하거나, 녹용을 비롯해 신장 기운을 북돋는 숙지황, 두충 같은 약재들로 내부 에너지를 보충해 주면 효과가 좋다.

반면, 다쳐서 급성으로 요통이 오거나 근육 긴장으로 오는 경우는 정기가 넘쳐서 생기는 실증이라고 한다. 한의학에서는 염좌나 담음요통 등으로 분류한다. 이때는 허리 근육뿐만 아니라 엉덩이 근육에도 긴장이 상당하다.

오랜 기간 잘못된 자세로 앉아서 일하거나, 잘못된 자세로 운동했거나, 갑자기 "억!" 하고 삐거나, 과도하게 허리를 사용하고 난 다음에 허리가 아프다면 대부분 근육 긴장으로 온 것이다. 이

때 진단을 해 보면 엉덩이 근육에도 역시 긴장이 심한 경우가 대부분이다.

그래서 침 치료를 할 때 엉덩이 근육을 풀어주는 치료를 꼭 병행하는 편이다. 엉덩이 근육 중에서도 가장 큰 근육인 대둔근 주변에 근 긴장이 생기는 경우가 많다. 특히 대둔근의 윗부분에 긴장이 많이 쌓이게 된다. 이 부분은 침이나 약침으로도 풀지만, 자가적으로는 지압과 스트레칭으로도 상당 부분을 편하게 만들 수 있다. 뒤에서 봤을 때 허리와 엉덩이 사이에 엉덩이 라인을 만드는 선을 따라서 긴장이 상당하다.

엉덩이 옆부분을 구성하는 중둔근은 허리 통증뿐만 아니라 골반의 안정성에도 상당한 역할을 한다. 그래서 무릎 통증과도 연관이 있는 근육이다. 이 부분이 약해지거나 긴장하면 허리가 아프고, 좌우 균형을 못 잡아 발목을 자주 삐고, 고관절 움직임이 차이가 나면서 무릎 통증도 느끼게 된다. 엉덩이 안쪽의 이상근이라는 근육도 허리 통증과 연관이 깊다. 특히 이상근 주변으로 좌골신경이 지나가기 때문에 이 부분이 굳지 않도록 유의해야 한다.

엉덩이 근육은 허리를 안정되게 받쳐 주는 기능을 하기 때문에 허리 통증에 매우 중요하다. 허리가 아플 때 자칫 허리를 잘못 만지면 통증이 더 악화하기도 하는데, 엉덩이 근육을 풀어 주는 것은 악화할 염려도 없고 상당히 효과를 보는 때가 많다. 그리고 엉덩이는 비단 허리 통증뿐만 아니라 노화와 다른 부분의 통증과도 밀접한 연관이 있다. 엉덩이 힘이 빠지지는 않는지, 또는 긴장되지 않는지 항상 신경 써서 관리해서 건강한 모습으로 살아가도록 하자.

허리와 관련한 질환 중 가장 일반적이고 잘 알려진 것은 바로 디스크, 즉 추간판탈출증이다. 그런데 의외로 별것 아닌 동작으로도 허리 통증이나 디스크가 생길 수 있다. 허리를 펴는 것도 힘들어 엉거주춤 걷고, 엉덩이와 다리까지 쭉 저려서 고통을 호소하는 디스크 환자분이 내원했다. 디스크 판정을 한 뒤 어쩌다 다치셨는지 물어보면 종종 이런 대답을 듣게 된다.

"원장님, 별거 안 했는데 갑자기 '억' 하고 아파졌어요. 아침에 머리 감느라 살짝 숙였는데 이래요. 무거운 걸 든 것도 아닌데 디스크라니요!"

무리한 동작을 한 것도 아닌데, 통증도 심하고 꽤 관리하기 어려운 디스크라는 진단이 내려진 그 환자분의 억울함이 이해는 된다. 허리 통증은 꼭 무거운 것을 들어서 생기는 것만은 아니다. 무거운 것을 들 때 허리를 조심하라는 말이 있지만, 생각보다 단순하고 평범한 동작에서 디스크가 탈출하여 큰 고통을 안겨준다. 이번 편은 허리 통증을 만들면서도 때로 디스크까지 유발될 수도 있는 별것 아닌 듯한 동작 몇 가지를 알아보려 한다.

첫 번째는 위의 사례처럼 머리를 감거나 세수를 하려고 세면대에 가볍게 숙일 때 발생한다. 차라리 쪼그리고 퍼질러 앉아서 머리를 감을 때는 괜찮은 편이다. 세면대나 샤워실에서 엉거주춤 숙이다 보면 허리에 꽤 큰 무리가 온다. 동전을 쌓아 나갈 때 한쪽으로 점점 기울다 보면 언젠가는 무너지는 때가 온다. 허리도 딱 그 임계치를 넘어가면 더는 지탱하지 못해서 뚝 하고 담이 오거나 디스크까지 탈출하는 경우가 있다.

척추는 목부터 허리까지 전체가 유기적으로 연결되어 있기 때문에 하나의 문제가 다른 곳까지 영향을 미치기도 한다. 허리 디스크 검사를 할 때 다리 쪽 검사도 필요하지만, 목 부분을 검사하는 경우도 있는 것이 그 때문이다. 허리를 펴고 앉아서 목을 아래쪽으로 숙일 때 허리에서 당기거나 찡찡거리는 통증이 느껴지는 때가 있는데 허리 디스크가 약해서 생기는 증상이다. 엉거주춤한 자세 때문에 허리 전체가 무게를 감당하지 못하는 경우가 있다. 머리를 감을 때 고개를 숙이는 자세가 영향을 미쳐서 통증이 유발될 수도 있다.

한의원 근처에 사시는 분이 아침에 머리를 감다가 허리 통증이 생겨서 머리를 미처 다 헹구지도 못하고 주변 사람들 도움으로 내원한 적이 있었다. 본인은 너무 아파서 심각했겠지만, 함께 온 사람들은 옷도 제대로 못 챙겨 입고 온 상황이 웃겼는지 쿡쿡 웃어댔다. 응급조치를 올바르게 해주면 실려 온 분들도 걸어나가는 경우가 많다. 이분도 다행히 약침 치료 후 침 치료로 금방 나아 걸어서 나갈 수 있었다. 이후로 추나와 전신 조정술로 허리 디스크를 근본적으로 쭉 관리했다.

두 번째는 비슷한 욕실에서의 상황인데, 바로 배변할 때다. 배에 힘이 꽉 들어가면 복부 쪽으로 압력이 찰 뿐만 아니라 등 뒤 척추로도 압박이 가해진다. 배변하느라 앉아서 끙! 하고 힘을 주면 허리 뒤까지 힘이 콱 들어간다. 허리가 약한 분들은 그때 찡 하고 허리 통증을 느낀다. 배변하다 디스크가 탈출하면 참 난감

하다.

세 번째는 재채기를 할 때다. 에취 하고 크게 재채기를 하다 “억!” 하고 허리를 삐거나 통증이 오는 경우가 의외로 많다. 배변할 때와 마찬가지 원리로 재채기할 때는 배에 힘이 엄청나게 들어가기 때문이다. 이때 압력이 고스란히 허리까지 전해지기 때문에 조심해야 한다. 같은 원리로 과도하게 웃다가 허리가 아픈 경우도 있다.

허리가 약하거나 디스크로 고생하시는 분들은 재채기가 나올 때 벽을 짚어야 한다. 벽을 짚고 재채기를 하면 몸에 긴장이 덜어지고, 복부와 허리에 걸리는 압력도 많이 줄어든다. 배변과 재채기, 웃기 등 복부에 힘이 들어가서 허리까지 아픈 환자분들을 관찰해 보면, 복부 비만이 있는 경우가 많다는 통계가 나온다. 아무래도 복부에 지방이 많이 낀 것이 주변의 근육에 순환문제까지 만든 것일 것이다. 또 내장지방을 많이 만들었다는 것은 그만큼 안 움직인 것이라고도 볼 수 있다. 이래저래 뱃살을 빼는 것은 척추에 걸리는 무게를 덜어주는 의미 외에도 허리 건강을 위해서 꼭 해야 한다. 디스크 환자분들에게 다이어트 치료를 하는 이유가 이 때문이다.

네 번째는 가벼운 물건, 예를 들면 종이 서류 한 장이나 떨어진 휴대폰 같은 가벼운 물건을 주울 때 생긴다. 의자에 앉은 채로 서류를 주워 올리거나, 땅에 떨어진 휴지를 주울 때 올바른 자세를 취해서 들어 올리는 경우가 참 드물다. 보통은 허리를 과도하게 숙여서 집는다. 또 의자에 앉아서 한다면 허리를 비틀어서 아래로 숙이게 된다. 이 동작들은 모두 허리에 무리한 힘을 전달한다.

땅에 있는 물건을 들어 올릴 때 올바른 자세는 항상 무릎까지 접어 앉아서, 물건을 최대한 내 몸쪽으로 당긴 다음, 뒤꿈치를 밀고 허벅지 힘으로 몸을 일으켜서 들어올려야 한다. 무거운 물건을 들 때는 조심해서 근육을 쓰지만, 가벼운 물건은 만만하게 느껴지다 보니 자세를 나쁘게 하는 경우가 많다. 물건의 무게가 지나치게 무거워서 허리를 상하기도 하지만, 내 체중만으로도 충분히 허리에 무리가 갈 수 있다는 점을 기억하자.

이렇게 생활에서 별 의식 없이 했던 동작들로 인해서 허리를 다칠 수 있다. 평소에 허리가 약했거나 디스크 후유증인 경우도 있지만, 건강한 상태였어도 생길 수 있다. 다치거나 아픈 것은 한순간 균형이 무너져서도 생기기 때문이다. 사소한 동작이라도 위의 팁을 참고해서 움직여 허리 관리를 잘해야 하겠다.

9. 의자만 바꾸어도 통증이 사라진다

3년 전쯤 나의 이야기다. 어느 날 허리가 아프기 시작했다. 운동을 좋아해서 허리를 곧잘 다치기도 했지만 그럴 때 느껴지는 것과는 무언가 달랐다. 고통스럽다기보다는 은근히 괴롭히는 느낌이랄까. 뻐근한 감각이 허리 전체를 둘러싸고 디스크가 눌리는지 한쪽 다리까지 찌릿거렸다. 스스로 침도 놓고 자가 운동처방도 해 봤지만 낫는 듯하다가도 다음 날이면 통증이 다시 시작되는 게 느낌이 안 좋았다.

통증을 느낀 지 한 달 동안 원인을 찾기 위해서 여러 가지를 찾아봤다. 자세와 걸음을 다시 점검하고 운동 상태와 스트레스가 어떤지 등을 검토했다. 그다지 영향을 미칠 만한 것이 없어서 계속 의문을 가지는 도중 눈에 갑자기 확 들어온 것이 의자였다. 환자분 시술을 끝내고 진료실 문을 열고 들어오는데, "어?" 하고 이상한 느낌이 드는 것이었다. 자세히 보니 의자의 기울기가 5도 정도 틀어진 것 같다. 그러고 보니 몇 개월 전부터 유압기가 잘못되었는지 수시로 밑으로 꺼져 내려가서 손잡이를 잡아당겨 위로 올려놓곤 했던 것이 생각났다.

그런 생각이 떠오르니 의자를 자세히 살펴보지 않을 수 없었다. 역시나 한쪽으로 기울어져 있고 앉아보니 내 몸이 옆으로 기운다. 이걸 바로 고쳐 앉으려고 하니 자연스럽게 나의 허리가 휘어졌다. 아, 이 의자 때문이었구나! 곧바로 의자를 바꾸고 나니 이후로는 그 이상한 통증은 없어졌다. 만약 그 의자를 계속 사용했다고 생각하면 끔찍하다. 나중에 의자 전문가인 지인에게 들은 이야기인데, 의자를 3년 정도 사용하면 바꾸라고 한다. 모든 게 수명이 있지 않냐면서 종일 앉아 있으니 의자도 힘들었나 보다.

현대인들은 대부분 시간을 의자에 앉아서 산다. 많은 작업을 앉아서 하고, 쉴 때도 앉아서 쉬고, 밥 먹을 때도 앉아서 먹는다. 이제 바닥에 꼿꼿이 앉아서 책을 읽는 경우는 어느 산골 마을 서

당에서나 볼 수 있을 일이다. 특히 업무 환경에서 의자의 중요성은 몇 번을 강조해도 지나치지 않다. 적어도 8시간 정도를 내 몸에 붙어서 함께하기 때문이다.

의자가 불편해서 생기는 몸의 이상은 허리뿐만이 아니다. 엉덩이와 허리, 또 그로 인한 다리 쪽 증상은 직접적이니까 쉽게 알 수 있다. 등뼈, 다시 말해서 날개 뼈 사이가 아픈 분들이 많을 것이다. 이것도 의자 탓일 때가 있다. 정확히 말하면 자세 탓이지만, 의자로 인해서 자세가 안 좋아지면 더 심하다. 목이 불편한 것 역시 마찬가지고 어깨가 묵직하고 힘든 것은 아래쪽 골반에서 제대로 잡아주지 못한 결과가 많다. 그로 말미암은 두통, 어지러움, 피로감 역시 앉아 있을 때 자세 탓인 영향이 많으니 의자에 바로 앉는 것, 즉 의자의 상태 등이 매우 중요하다.

허리를 양쪽에서 날개 같은 것으로 편안하게 감싸주는 기능성 의자도 있고 등받이를 없애고 가슴을 닿게 하는 역발상으로 과감한 시도를 한 의자도 보았다. 정말 기술의 발전은 대단한 것 같다. 하나하나 그 제품들의 기술력을 소개하는 건 제조회사들의 몫으로 맡기고 아주 기본에 충실한 몇 가지만 체크해보자.

일단 다리 길이가 적당해야 한다. 생각보다 많은 분이 다리가 공중에 동동 떠 있든지, 아니면 무릎이 예각이 되어 꺾여서 앉는 분들이 있다. 대부분의 사무용 의자는 높낮이를 조절할 수 있다. 조절이 안 될 때는 방석이나 발 받침대 같은 것을 이용해서 다리가 바닥에 편안하게 닿도록 해야 한다. 엉덩이 부분은 소재는 다양하게 하겠지만 탄탄하게 엉덩이를 받쳐야 하며, 딱딱하거나 푹신하기보다 어느 정도 탄력이 있어야 한다. 가능하면 팔걸이가 있는 것을 권한다. 특히 컴퓨터 작업이 많은 분은 팔걸이만 하고 있어도 목과 어깨의 피로를 반 이상 줄일 수 있다.

평소 허리와 등 근육 강화를 위해서 허리를 살짝 떼고 앉기를 권하지만, 그렇다고 계속해서 그러고 있을 수는 없다. 등받이 또한 마찬가지로 허리를 탄력 있게 지지해야 한다. 의자 업계를 보니 이 등받이에 가장 많은 투자가 이루어지는 것 같다. 형태, 소재 등 다양한 시도를 하는데 등에 푹 기대어 앉는 분들이 많은 것이 현실이니 등받이도 아주 중요하다.

앉는 자세는 삐딱하지 않고 허리를 세운 상태에서 편안하게 있으면 되는데, 딱 하나만 기억하자. 바로 턱이다. 턱을 살짝 안쪽으로 당겨주면 자연스럽게 허리도 편안하게 세워지고 목과 어깨 부분도 자세가 정리된다. 어깨에 힘을 빼고 팔을 자연스럽게 하자. 허리 이하는 의자에 앉으면 고정이 되는데 다리를 꼬고 있으면 골반이 틀어진다. 오래 앉아 있기가 어려우면 다리를 묶는 것이 아주 큰 도움이 된다. 태권도 도복 띠 같은 것이나 안 쓰는 허리띠, 끈, 스타킹으로 가볍게 고정시키면 된다. 허벅지를 모아서 묶어 주거나 종아리를 그렇게 해도 된다. 단지 이렇게 다리를 다소곳이 모아 주는 것만으로 얼마나 자세가 편해지는지 느껴보기를 바란다.

다리를 꼬는 것은 우리 몸의 기운이 없어서 꼬는 힘으로 몸을 지탱하는 자세다. 몸이 지칠 때 다리를 꼬고 앉으면 편안하다. 바른 자세를 유지하는 것도 몸에 기운이 있어야 한다. 다리를 묶어주면 이 힘을 자연스럽게 만들어 주니까 몸이 그만큼 편해진다. 오래 앉아서 일하는 분들은 꼭 실천해 보기를 바란다. 몸이 안 좋을 때 그럴 만한 이유는 멀리 있지 않을 수도 있다. 가까운 곳에서 가장 영향을 많이 미치는 것들부터 찾아서 고쳐보자. 생각보다 쉽게 불편함이 사라지기도 한다.

10. 경침 하나만 있어도 건강해진다

"원장님, 눈이 침침해요. 원장님 허리가 아파요."

"원장님, 다리가 부어요."

"원장님, 원장님."

몸이 편해지고 가벼워야 면역이 살아날 수 있다. 몸의 모든 곳에 사용하면서 간단하고 실용적으로 도움이 될 수 있는 무언가가 필요하다!

건강관리를 위해 몇 군데 혈자리를 알아두는 것은 굉장히 유용하다. 또 몇 가지 근육의 모양과 역할을 알아두면 건강관리를 더 손쉽게 할 수 있다. 혈자리를 알면 경락을 조절해서 몸 안과 바깥의 기운을 다스릴 수 있고 근육을 알면 해당 부위의 혈액순환을 조절하고 피로를 풀 수 있는 능력이 생기기 때문이다.

경혈과 근육을 어느 정도 알고 나면 여러 가지 도구를 활용해서 이 부분들을 조절하면 피로도 훨씬 빨리 풀리고 혈액순환에 도움이 될 수 있다. 한의사들이 쓰는 침은 그중에서도 가장 빨리 그리고 깊숙이 자극을 전하는 도구다. 침은 혈자리를 자극하여 엄청난 속도로 기혈반응을 일으켜서 즉각적인 효과를 나타낸다.

그리고 근육이 뭉친 곳을 빨리 풀어서 그 자리에서 바로 시원하게 만들 수 있다. 한의사들은 약침이라는 시술 방법도 쓴다. 한약을 혈자리에 주입해서 침의 효과뿐만 아니라 약의 효과까지 함께 혈자리와 근육에 발휘할 수 있다.

일반인이 침이라는 도구를 쓰면 불법인 것은 둘째치고서라도, 왠지 바늘이 몸에 들어가는 건 무서운 일이다. 그래서 마사지 같은 내안을 찾는데, 기분도 좋고 편안하게 내 몸을 풀 수 있다. 하지만 때로 마사지를 받기가 여의치 않을 때 스스로 건강관리를 위해서 쓸 만한 간단한 도구로 경침을 소개하고 싶다.

아프신 분들을 위해서 면역운동법을 정리해 부위별 체조를 유튜브에 올려놓았다. 내원하시는 환자분들께 이 영상을 보고 댁에서 자가관리를 하도록 안내한다. 언젠가 치료를 열심히 받으시던 분에게 허리 통증을 줄여 주는 영상을 보내드렸다. 갑자기 안 오시더니 어느 날 다른 곳이 다쳤다며 오셨길래 여쭤보았다.

"허리는 괜찮으세요?"

"네, 원장님께서 찍어서 보내 주신 영상을 보고 허리 아플 때마다 따라 해요. 그 체조 정말 좋던데요? 허리가 금방 좋아져요."

한의원에 내원하시는 환자분들이 금방 나아지는 건 치료와 함께 자가관리를 병행할 수 있게 만들어서 보급하는 덕분이기도 하다. 자가관리를 해서 나을 수 있는 정도의 질환은 스스로 치료할 수 있는 능력을 키워야 한다고 생각한다. 병원에서 치료하는 건 조금 더 어려운 상태일 때 해도 되지 않을까? 그리고 면역계 질환이나 암 같은 깊은 질환을 앓고 있는 환자분들에게도 자가관리 프로그램은 꽤 유용하다. 내 몸은 내가 평생 관리를 해야 하기 때문이다.

경침은 시장에서 파는 둥그런 나무 베개다. 대부분 한 번쯤은 보았을 것인데, 목에다 베고 커브를 만들어주는 정도로만 알고 있다. 물론 이것을 만든 목적은 목에 베고 생활하는 것이지만, 이외에도 꽤 많은 곳에 응용할 수 있다. 경침을 활용해서 혈자리와 근육을 풀어 주는 것만으로 자가관리를 할 수 있다. 나의 한의원에 치료 받으러 오는 많은 분이 스스로 관리해서 치료의 발길을 끊게 하는 도구가 되기도 한다. 10년이 훌쩍 넘는 세월 동안 많은 분에게 알려드렸는데도 아파서 환자로 오시는 분들이 계속 늘어나는 걸 보면 아직 이런 보급은 더 많이 해도 모자란 것 같다. 경침을 활용해서 몸을 관리하는 법도 유튜브에 동영상으로 업로드해 놓았으니 글을 다 읽은 다음에 영상을 시청하면 정확히 인식할 수 있을 것이다. 유튜브에서 '강남허준 경침'으로 검색하면 된다.

먼저 경침이 생긴 것부터 보자. 위쪽은 둥글게 만들었다. 아치 모양은 웬만한 자극에도 강하다. 이곳은 우리가 원하는 부분에 압력을 가할 수 있다. 몸에서 자극을 원하는 부위에 불룩 튀어나온 부분을 대서 자극을 주는 것이 요령이라면 요령이다. 이제 간단한 혈자리와 근육 설명과 함께 경침을 활용하는 법을 살펴보겠다. 집에 경침이 있다면 들고 와서 하나하나 따라 해 보면 금방 익히게 된다.

머리 뒤쪽을 보면 툭 튀어나온 부분이 있다. 머리통의 끝부분과 목이 이어지는 부분에 단단한 조직들이 만져진다. 이곳은 승모근이라는 근육이 시작하는 부분이다. 여기서부터 시작해서 다이아몬드 형태로 쫙 펼쳐져 등뼈까지 이르게 된다. 근육은 시작과 끝 부분 그리고 가운데 가장 크게 튀어나온 부분을 찾는 것이 첫 번째다. 이 부분에 혈액순환이 잘 안 되게 되고 근육 피로가 일어나기 쉽다. 또 뒤통수의 한 부분에 눈과 관련이 되어 있는 혈자리가 있다. 풍지혈 위쪽쯤인데, 정확한 자리를 잘 알기는 어렵지만 대략 이 부분 언저리라는 것만 알아도 훌륭하다. 눈을 많이 사용하고 집중해서 볼라치면 이 부분에 점차 피로감이 쌓인다. 거꾸로 생각해서 이곳의 피로가 풀리면 눈도 맑아진다는 이야기다.

자, 경침을 내려놓고 누워서 머리끝 딱딱한 부분을 경침 가장 불룩한 부분에 놓아보자. 지금까지는 목 사이에 두고 편하게 누웠다. 이렇게 하면 목의 커브를 정상적으로 만들어 줄 수 있기 때문에 좋으니 평소에는 그렇게 사용하자. 이번에는 머리 끝에 놓고, 도리도리할 때처럼 좌우로 고개를 큰 동작으로 천천히 돌려보자. 이 동작 하나만으로도 뒤통수 부분이 시원해진다. 좌우로 스트레칭하듯 도리도리하면 목뼈를 바로 잡아 편해진다. 20~30회 도리도리하고 나서 일어나 눈을 떠 보면 한결 눈이 편해진 것을 느낄 수 있다. 이 자극이 약하다면 일어나 앉아서 같은 부위에 경침을 대고 양손으로 지그시 눌러서 자극을 좀 더 강하게 줄 수도 있다.

사람의 생활이 대부분 앞으로 숙이다 보니 척추도 구부정해지기 쉽고 가슴은 움츠러들게 된다. 척추를 반듯하게 펴고 가슴을 활짝 펴는 것만으로 자신감도 생기며 몸의 피로도 줄어든다.

경침을 세로로 해서 척추와 나란하게 만들자. 불룩하게 튀어나온 부분을 척추 아래에 둔다. 몸 전체의 긴장을 풀고 아주 편안하게 팔을 늘어뜨린다. 척추가 펴지면서 가슴도 활짝 열리는 것을 느낄 수 있다.

이번에는 경침을 척추와 교차하게 둔다. 둥근 배 부분을 가로로 해서 척추 마디마디마다 풀 수 있도록 한다. 때로는 우두둑 하는 소리가 나기도 한다. 척추 주변의 굳어 있던 인대들이 풀리면서 자기 자리를 잡아가는 소리다. 척추뼈는 강한 충격으로 한 번에 맞추어야 다시 제자리로 돌아온다. 주변의 근육과 인대들이 강하게 잡아둔 것이 오래되다 보니 제아무리 뼈만 맞추어 봐야 근육과 인대들이 원래대로 돌아간다. 그래서 제대로 된 치료를 받으면 이 근육과 인대가 자기 자리로 가고, 여기에 연결된 뼈가 자연스럽게 원위치를 잡을 수 있다.

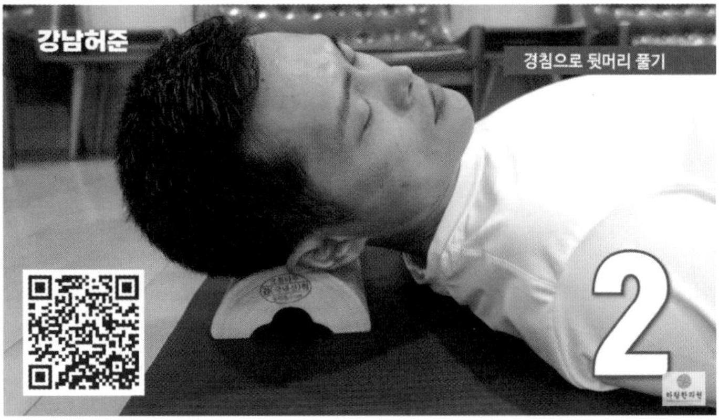

유튜브 강남허준 박용환TV

근육과 인대는 탄성도 있고 구조의 특성상 한 번에 잡을 수 있는 조직이 아니다. 한 부분 한 부분씩 정성스럽게 일정한 압력을 가해서 변화를 주어야 한다. 적당한 힘은 내 몸무게로 누르는 힘이 좋고 또 안전하다. 그래서 교정치료를 할 때는 뼈만 보지 않고 근육과 인대의 힘을 고려해서 치료하면 훨씬 더 정교한 치료가 된다. 경침 위에서 내 몸무게로 일정 부분을 누르면서 자극을 주는 것은 이 모든 것을 만족하는 행위가 될 수 있다. 척추 한 마디 한 마디 정성을 들여 지긋한 압력을 가해 보자. 척추의 기운이 살아나고 주변에서 뻗어나가는 신경들이 편안해지는 것을 느끼면서 해야 한다.

누워서 경침 위에 있으면 적당한 자극이 처음에는 뻐근하다가 곧이어 기분 좋은 자극으로 변하는 시점이 있다. "하아~" 하는 소리와 함께 근 긴장이 풀리면 혈맥이 좋아지는 것을 느끼게 된다. 근육의 피로가 등으로 몰리기 쉬워서 등 쪽 근육이 굳기 쉽다. 특히 견갑골 안쪽은 근육 피로와 함께 스트레스 때문에 곧잘 굳는 부위다. 이 부분에 경침의 끝 부분을 대고서 가만히 있는 것도 자극이 적당히 몰리면서 순환되도록 해줄 수 있다.

림프는 혈액순환의 첨병이다. 혈액의 흐름과 림프의 흐름은 거의 일치한다. 면역반응이 림프에서 일어나기 때문에 림프를 적당하게 자극해 활동을 일으키면 몸 건강을 유지하는 데 큰 도움이 될 수 있다. 몸속에서 생긴 노폐물을 청소하고 빼주는 기능을 림프가 하니 림프를 활성화시키는 것만으로 부기가 빠지고 근육조직이 편안해진다. 림프를 자극하는 요령은 뾰족한 자극으로 하면 상하기 때문에 넓고 둔한 자극을 지긋하게 주는 것이다. 다시 말해 손가락 끝으로 자극을 주면 오히려 림프는 부을 수도 있다. 손바닥 넓은 면으로 지긋하게 천천히 들어가야 한다. 경침으로 림프를 자극할 수도 있는데 위의 사항을 염두에 두고 해 보자.

림프 중에서 가장 중요한 부분이 양쪽 겨드랑이다. 모든 림프의 흐름이 겨드랑이에서 마무리하기 때문에 가장 발달되어 있다. 누워서 겨드랑이 부분에 경침의 배가 오도록 위치한다. 비스듬하게 누워서 팔을 위로 뻗고 경침을 대각선 방향으로 위치하면 딱 좋은 자세가 이루어진다. 비스듬하게 누운 자세를 살짝 앞쪽으로 움직여 주면 몸무게에 의해서 림프가 압박을 받게 된다. 압력을 느끼며 가만히 있어 본다. 자극이 익숙해지면 위치를 아주 조금씩 움직여 압박 부위를 다르게 해본다. 서너 군데 옮기고 나서 일어나면 얼굴 쪽으로 혈액순환이 확 느껴지고 팔뚝 살이 왠지 빠진 느낌도 든다. 실제로 마사지할 때 얼굴 붓기와 팔뚝 살 그리고 등 살을 뺄 때 겨드랑이의 림프를 자극하는 기법을 사용한다.

등 쪽의 모든 통증과 허리 통증에도 위와 마찬가지 방법을 사용한다. 앞에서 설명한 대둔근에 경침을 두고 자극을 주면 허리가 상당히 편해진다. 경침을 이곳에 둘 때는 다리를 펴고 눕는 것도 있다. 젊고 유연해서 어느 정도 근력이 있다면 다리를 들거나 접게 되면 자극이 상당히 깊게 전달이 되니 참고하자.

경침을 골반 위에 두어서 양쪽 골반의 균형을 맞추어 줄 수도 있다. 경침을 가로로 두고 꼬리뼈를 편안하게 만든 다음, 조금 더 내려서 경침의 좌우로 내 몸을 위치하도록 한다. 이때도 목에서 도리도리한 것처럼 골반을 좌우로 살살 흔들어 주는 동작을 가미해서 효과를 더 빨리 볼 수도 있다.

혈액은 온몸을 돌아다녀 곳곳에 영양을 공급하고 노폐물을 거두어들여서 없애는 순환을 하게 된다. 혈액도 어쩔 수 없이 위에서 아래로 내려가는 건 쉽지만 중력의 영향 탓에 아래에서 위로 올라가기는 쉽지 않다. 그러다 보니 다리 쪽 순환이 항상 골치가 아프다. 피곤하면 다리가 잘 붓고 쥐가 나기도 하고 혈맥이 튀어나오기도 한다. 심장 자체의 펌프 작용만 가지고는 온몸의 혈액순환을 다 맡길 정도로 힘이 강하지는 않다. 물리적으로 말초혈관까지의 압력을 생각하면 심장 자체만으로는 턱없이 부족하다. 그래서 몸 곳곳에 심장을 도와줄 수 있는 장치가 있는데, 다리에서 심장 쪽으로 피를 끌어올리는 것을 도와주는 기능을 한다. 종아리에 힘을 주면 알이 벙긋 솟아오르는데 그 사이에 있는 혈자리가 승산혈이다. 이 부분은 워낙 예민한 자리라서 자극을 잘못 주면 부어버린다. 그 기능이 연결된 곳이 아킬레스건까지 이어져 있으니, 우리는 아킬레스건 부위를 자극하는 것이 훨씬 더 안전하고 이득이다.

누워서 경침을 아킬레스건 부분에 두고 발끝을 살짝 세워서 놓는다. 위로 15센티미터 정도 다리를 들어 올렸다가 힘을 빼고 툭 하면서 경침 쪽으로 내린다. 아킬레스건이 아플 것 같은데 웬만큼 세게 떨어뜨려도 그다지 아프지 않으니 자신 있게 떨어뜨려 보자. 이 동작 하나만으로 아킬레스건 주변의 정맥류의 흐름이 좋아지고, 승산혈 주변의 혈액순환 기능이 좋아진다. 다리 붓기가 줄어서 종아리가 날씬해지고 피로가 풀린다. 쥐 나는 것이 현저하게 준다. 정맥류도 예방된다. 온몸의 혈액순환에 도움이 되는 이 방법을 발목 펌프 운동이라고 부른다.

한 번에 다리마다 100회 이상씩 하도록 한다. 할 수 있다면 500회 정도씩 하면 큰 효과를 본다. 오전에 한 번, 저녁에 자기 전에 한 번 해보자. 경침 활용에서 이것 하나만 알고 있어도 상당한 도움이 된다. 경침을 머리 위에만 두지 말고 다리 아래까지 끌고 와서 건강을 관리해 보자.

무릎을 꿇고 앉아서 경침을 종아리 사이에 끼우는 것도 다리를 마사지하는 방법이다. 이때는 불룩 나온 배 부분을 종아리 쪽에 끼우고 편평한 바닥을 허벅지 쪽으로 해서 끼운다. 너무 자극이 강하게 느껴지지 않게 적당히 앉아도 효과를 본다. 이렇게 경침을 몸 곳곳을 자극할 수 있는 도구로 활용하는 것이 경침 활용법이다. 간단한 도구를 이용해서 혈자리와 근육을 자극해서 기혈과 혈액을 순환하게 하면 금방 몸이 따뜻해지고 기운이 살아나게 된다.

11. 허리 통증에 관련된 세 가지 근육

허리 통증은 대부분의 사람이 꼭 겪게 된다고 한다. 다른 동물과 달리 직립보행을 하기 때문에 체중이 허리 주변의 골반으로 몰리고 다시 다리 쪽으로 집중된다. 그 때문에 허리, 골반과 양쪽의 발목에 실리는 충격은 상당히 부담스러울 정도다. 인간이 인간다운 모습으로 살게 되면서 허리 통증은 필연적으로 따라오게 된 것이다.

흔히들 허리의 통증이라 하면 허리 디스크를 떠올린다. 허리 디스크는 허리 자체가 아플 수도 있지만, 때로 허리는 멀쩡한 경우가 있다. 디스크 질환은 허리 주변의 신경을 눌러 다리 쪽의 저림을 유발하거나 움직일 때마다 특정 동작을 불편하게 만드는 것이 더 중요한 증상이다. 그래서 허리의 통증은 허리 주변 근육의 문제 혹은 디스크로 인한 문제로 나누어 생각해야 한다. 여기서는 허리 통증에 밀접한 세 가지 근육을 먼저 살펴보자.

첫 번째 근육은 허리에서 갈비뼈와 골반을 잇는 요방형근이라는 근육이다. 허리(요)에 있는 사각형 모양(방형) 근육이라는 뜻으로, 붙어 있는 모양이 사각형으로 생겼다. 이 근육은 허리를 양쪽으로 굽힐 때 한쪽은 쭉 늘어나고 한쪽은 수축하는데, 그 동작을 담당하는 역할을 한다.

그래서 이 근육에 통증이 생기면 허리를 한쪽으로 숙이거나, 옆으로 돌아누워 일어나는 것이 굉장히 힘들게 된다. 잘못된 자세로 운동하다 동작과 호흡에 무리가 오면 이 부분에 담이 쉽게 결린다. 요방형근은 갈비뼈에 붙어 있기 때문에 담이 결리면 헛기침을 하거나 깊은숨을 쉴 때 굉장히 불편함을 느낀다.

요방형근 바로 아래에는 신장이 있다. 이 근육이 굳거나 순환이 안 되면 신장의 기능도 나빠지고, 거꾸로 신장의 기능에 이상이 있으면 이 주변 근육이 굳게 된다. 깊은 위치에 있는 근육이라 침 치료를 할 때 굉장히 깊이 있게 터치하는 편이다.

침 치료가 여의치 않을 때 스트레칭으로 근육통을 완화할 수 있다. 요방형근의 통증이 있을 때 좋은 스트레칭은 다음과 같다. 한쪽 다리는 펴고, 반대쪽 다리는 90도로 굽혀서 몸통을 틀어 반대편으로 넘기되 어깨는 바닥에 붙인다. 이런 허리 비틀기 스트레칭이 도움된다.

두 번째 근육은 장요근이다. 장요근은 허리뼈에서 시작해 복부 앞을 지나 허벅지 뼈까지 길게 이어져 있다. 어떻게 보면 상체와 하체를 연결해 주는 근육이니 기능적으로 매우 큰 의미를 가진다. 텐트를 칠 때 기둥 양쪽 옆에서 끈을 팽팽하게 잡아당겨 좌우 균형을 유지한다. 만약 한쪽의 힘이 빠지거나 지나치면 무너지게 된다.

장요근은 마치 기둥 양쪽의 팽팽한 끈 같은 역할을 한다. 이 근육에 문제가 생기면 허리의 좌우 비대칭이 심해진다. 다리까지 연결돼 있어 다리를 들어 올리거나 허리를 앞으로 숙일 때 모두 작용한다. 다리를 들어 올리기 힘들거나 허리를 앞으로 숙일 때 통증이 생긴다면 장요근 이상을 체크해 봐야 한다. 무릎을 굽히고 배의 바깥쪽을 깊이 눌러보면 팽팽하게 긴장한 이 근육을 만질 수 있다. 긴장도가 높은 부분이 있으면 꾸욱 눌러서 이완시켜준다. 허리가 한결 편하게 된다. 운동하다 다치기 쉬운 근육이다. 대부분의 허리 통증과 연관이 있으니 정확한 곳을 찾아 지압하는 법을 알아두는 것도 좋다.

한쪽 다리는 펴고 한쪽 다리는 뒤쪽으로 굽혀 양손으로 발등을 잡고 한 발로 서는 동작을 한다. 이때 골반이 굽혀지지 않게 하고 쭉 펴면 허벅지도 따라서 펴지고 장요근도 이완된다. 만약 한쪽 다리를 의자 같은 곳에 올린 다음 몸통은 바로 세우되, 뒤로 뻗은 다리를 꺾어 올려 한쪽 손으로 잡아당기면 자극을 훨씬 더 강하게 만들 수 있다.

마지막 세 번째는 엉덩이 근육, 대둔근이다. 직립 보행을 하면서 엉덩이는 온몸의 무게를 지탱하는 근육이 되었다. 서 있을 때 엉덩이에 힘이 바짝 들어가야 허리에 힘이 붙는다. 또 엉덩이는 앉아 있을 때 쓰이는 근육인 것은 두말할 것도 없다. 일상생활 대부분의 동작에서 쓰이는 근육이라 항상 긴장 속에 산다. 엉덩이 근육 바로 위에 허리가 있기 때문에 엉덩이가 피곤해지면 허리도 쉽게 피곤해진다.

따라서 엉덩이 근육을 풀어주는 것은 허리 건강에 굉장히 중요하다. 누워서 한쪽 다리를 반대쪽 무릎 위에 올렸다가 그대로 전체를 들어 올린 다음, 양손을 뻗어 허벅지를 감싼다. 위에서 보면 숫자 4처럼 다리를 꼬아서 가슴 쪽으로 당기면 엉덩이 근육이 풀릴 수 있다. 또 엉덩이 근육에는 마사지가 정말 좋은 방법이다. 누군가로부터 마사지를 받을 수 없는 상황이라면 테니스공을 깔고 앉아 있는 것만으로도 도움이 된다.

허리가 아플 때 어느 상황에서 다쳤고, 어떤 동작이 힘든지 파악하면 어떤 근육을 치료해야 할지 가이드가 생긴다. 그러면 그 근육만 처치해 주면 금방 나을 수 있는 상황이 많다. 치료로는 가벼운 근막이완 추나요법을 사용하면 훨씬 더 빨리 나을 수 있다. 적절한 스트레칭은 치료를 훨씬 빠르게 앞당길 수 있다.

12. 경락을 자극하자

경락이라는 체계는 한의학에서 굉장히 독특한 학문이라 볼 수 있다. 약초는 서양의학에서도 실험과 데이터 등의 분석적인 방법을 통해서 많이 알 수 있다. 하지만 경락이라는 것은 눈에 보이지도 않는 것을 알아내야 하니 그렇다. 살아 숨 쉬는 생명체에서만 느낄 수 있는 기의 통로인 경락. 이 경락을 자극하면 자율신경계가 조절된다.

경락의 주된 이론이 음(부교감신경)과 양(교감신경)의 균형이다. 경락체계도 똑같은 구조로 되어 있다. 그리고 그 구조가 각 오장육부와 연결이 되어 기능을 다하고 있다. 경락은 경혈이 모여서 특정한 흐름을 만들어 낸다. 한 경락과 연관된 혈자리들을 자극하면 해당 경락이 작동한다. 마치 SF 영화에서 사람 몸에 뭔가 길이 열리면서 이어지는 것을 상상하면 될 것 같다. 몸의 한 부분 버튼을 누르면 몸 안쪽에 있는 오장육부 중에 한 부분이 "징~" 하고 작동되는 셈이다.

자율신경계가 안 좋으면 몸 안의 약한 부분에 면역이 뚝 떨어지면서 문제점을 바깥으로 알려준다. 만약 그런 전조증상이 있다면 그 부분 경락을 자극하면 문제도 빨리 해결된다. 장이 안 좋으면 두 번째 손가락 끝을 눌러주면 도움이 되고, 만성적인 소화불량이라면 종아리 바깥쪽의 족삼리라는 혈자리를 누르면 소화기가 꿈틀꿈틀 움직이게 된다.

이 체계가 음양으로 나뉘어 서로 상호보완하는 관계에 있으므로 한쪽 치우친 부분을 고칠 힘도 있다. 그런데 어떤 장기에 문제가 있는지, 그와 연관한 경락은 어떤 것인지 교육을 받지 않고는 잘 모를 수도 있다. 이것은 경락 전체를 자극하고 보호하면 간단해지는 문제다. 그래서 모든 경락을 골고루 자극하라고 지도한다. 가장 쉬운 방법이 바로 손뼉치기, 발바닥 때리기다. 경락, 경혈 중에서 가장 힘이 센 부분이 손끝과 발끝에 있다. 그러니 손발을 자주 두드려 주면 그것만으로도 경락의 음양균형, 즉 자율신경이 좋아지게 된다.

손뼉을 많이 치면 혈액순환도 되고 체온조절도 된다. 이쯤에서 다시 한번 우리 몸은 연결되어 있으며, 면역계를 좋아지게 하는 방법은 이 세 가지를 모두 함께 관리하는 것임을 강조하고 싶다. 자율신경을 관리하는 경락의 힘, 손끝과 발끝에서 전달해 보자.

| 에필로그 |

사람이 에너지를 받아들이는 곳은 크게 세 곳이다.

첫째는 입이다. 이곳을 통해서 음식을 먹어 영양을 섭취한다. 음식으로 내 몸의 에너지를 만들고 생명을 유지한다. 내가 오늘 먹은 것이 내일 내 몸을 만들고, 심지어 마음에까지 영향을 미친다. 간혹 먹는 것을 등한시하는 분들이 치료를 약으로만 하려고 할 때 답답함을 느낀다. 합성화학 약은 물론 일시적일 때만 복용해야겠지만, 자연의 약초로 만든 한약 또한 안전하다고는 하지만 몇 년이나 복용하기에는 거부감이 들 때가 있다. 오랫동안 안전한 방법으로 효과적으로 내 몸을 관리하는 것은 일반적인 음식이 가장 우선되어야 한다. 먹을 것이 풍부하면 피가 많아지고 먹은 것이 깨끗해야 피가 맑아진다. 피가 풍부하고 맑아져야 각 기관의 작용이 올바르게 된다. 기능이 좋아져야 순환도 잘 된다. 입으로 먹는 음식이 좋아야 혈액이 깨끗해서 면역이 좋아질 수 있다.

둘째는 코다. 코로 호흡해서 들숨과 날숨으로 에너지를 교환한다. 먹은 것도 호흡을 통해야 태워야 에너지화할 수 있다. 호흡을 통해서 에너지를 교환하는 직접적인 장소는 폐다. 그래서 편하게 호흡할 때는 흉식호흡이 일반적이다. 복식호흡을 하려면 자세가 올곧아야 한다. 하복부 깊숙한 곳까지 숨을 내려서 각 장기 곳곳을 자극한다. 복식호흡을 통해서 척추를 바로 세우고 뇌와 단전이라고 부르는 곳의 에너지를 가득 채운다. 이것이 자율신경계를 안정화하는 핵심이다. 자율신경이 안정되면 몸이 가볍고 컨디션이 매우 편안하게 느껴진다.

셋째는 활동(운동)이다. 사람은 기본적으로 동물이다. 뇌를 3단계로 구분할 때 맨 안쪽의 뇌가 파충류의 뇌로 분류한다. 기본적인 생명을 유지하는 곳으로, 숨 쉬고 체온을 조절하고 심장 등 생명 유지를 위한 기관을 조절하며 먹고 자는 욕구에 대한 가장 기본적인 것을 관장한다. 그다음이 동물의 뇌다. 감정에 대한 반응을 하고, 성욕과 식욕을 관장한다. 맨 바깥쪽이 사람의 뇌다. 대뇌피질이 유난히 발달해서 사람답게 생각해서 판단하는 곳이다. 바깥쪽의 뇌 덕분에 우리는 사람다워졌지만, 동시에 이 부분만 사용하기 때문에 건강과 멀어지는 행동들을 자주 한다. 안쪽의 동물적인 뇌의 신호에 귀 기울이면 아주 건강한 삶을 살 수 있다.

이 책에서는 면역을 획득하는 3대 원칙으로 혈액을 깨끗하게 할 것, 체온을 올릴 것, 자율신경을 조절할 것에 대해서 정리를 하였다. 외부에서 에너지를 받아들이는 식사와 호흡과 활동 모두 이 3대 원칙과 밀접하게 이어진다. 면역의 핵심인 혈, 체온, 자율신경의 이 3가지 큰 줄기가 박자가 딱딱 맞아 들어가면 몸의 상태가 참 좋아질 것이다. 살이 빠져 균형을 이루고 정신이 맑아지며 안색이 밝게 변한다. 몸이 가볍고 컨디션이 좋아 활력이 넘치게 된다.

한 가지 원인이 한 가지 결과만을 가져오는 것은 아니다. 한 가지 원인으로 말미암아 두세 가지의 문제를 일으키기도 한다. 이런 문제가 쌓이게 되면 변형이 일어나고 시간의 무게와 함께 여러 번 변형이 일어나면 고치기 어려운 상태가 된다. 이것은 내 몸에 있어서도 마찬가지다. 내가 하는 생활습관이 한 가지라도 건강에 도움이 되는 것이어야 하는데, 여러 가지 나쁜 습관이 있다면 얼마나 다양하게 부정적인 영향을 미칠지 고민해 보는 계기가 되면 좋겠다.

운동은 땀을 흘려 혈액을 해독하여 깨끗하게 만드는 작용도 하고, 장을 움직여 장운동을 하게도 한다. 또 근력을 강화해서 혈액을 담는 그릇을 만들고 척추를 바로 세우며 체온을 높여주고 스트레스를 날려 자율신경을 안정시킨다. 조미료 범벅인 음식을 먹으면 혈액이 혼탁해지고 장이 나빠지며 기운이 빠지게 되어, 근력을 약화시키고 체온도 떨어지며 자율신경을 예민하게 해서 스트레스에 취약해진다.

습관은 선택이다. 운동을 하는 습관, 조미료 범벅인 음식을 자주 먹는 습관 모두 자신의 선택이다. 어떤 선택을 해서 어떤 결과를 가져올지는 뻔하고 그 책임은 온전히 자신에게 있다. 여기 두 자루의 빈 주머니가 있다. 한 곳은 몸에 긍정적인 영향을 주는 습관을 넣는 주머니고 한 곳은 나쁜 영향을 주는 습관을 모으는 주머니다. 당신은 어떤 주머니를 채우고 있는가?

잘 살고 싶다면 면역이 답이다

초판 1쇄 인쇄 2023년 1월 23일
초판 1쇄 발행 2023년 1월 30일

지은이 박용환
펴낸이 떠오름

기획 손힘찬
편집 권희중, 권기우
디자인 최희종
마케팅 고경표, 이민지, 김하나
영업관리 박현정

펴낸곳 **주식회사 떠오름**
출판등록 제2021-000002호(2020년 4월 28일)
주소 서울특별시 서초구 강남대로 479, 비1층 122호
전화 070-4036-4586 **팩스** 02-6305-4923
홈페이지 www.risebooks.co.kr
이메일 tteoreum9@nate.com

값 20,200원

ISBN 979-11-92372-28-0 03510